Lav-Carb ops kogebog

100 lækre måltider til en sund livsstil

Niels Sjöberg

© COPYRIGHT 2024 ALLE RETTIGHEDER FORBEHOLDES

Dette dokument er rettet mod at give nøjagtige og pålidelige oplysninger med hensyn til det emne og problem, der er dækket. Publikationen sælges med den tanke, at forlaget ikke er forpligtet til at udføre regnskabsmæssige, officielt tilladte eller på anden måde kvalificerede tjenester. Hvis rådgivning er nødvendig, juridisk eller professionel, bør en praktiseret person i erhvervet bestilles.

Det er på ingen måde lovligt at reproducere, duplikere eller sende nogen del af dette dokument hverken elektronisk eller i trykt format. Optagelse af denne publikation er strengt forbudt, og enhver lagring af dette dokument er ikke tilladt, medmindre med skriftlig tilladelse fra udgiveren. Alle rettigheder forbeholdes.

Advarsel Ansvarsfraskrivelse, oplysningerne i denne bog er sande og fuldstændige efter vores bedste viden. Alle anbefalinger er lavet uden garanti fra forfatterens eller historieudgivelsens side. Forfatteren og udgiveren fraskriver sig og hæfter i forbindelse med brugen af disse oplysninger

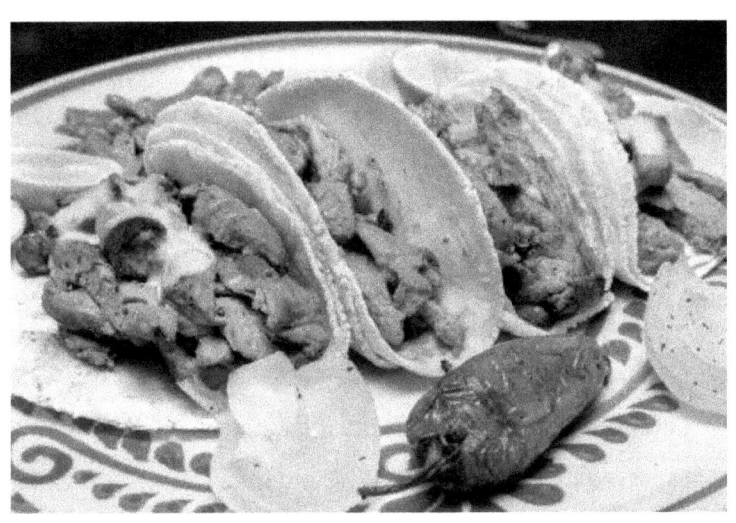

Indholdsfortegnelse

INDLEDNING..9
OPSKRIFTER MED LAV KULhydrat..12
   1 . Mojito: Den originale opskrift..12
   2. Valset Cookie: Grundopskrift..14
   3. Fedtfattig Mac og ost..16
   4. En grøntsagsopskrift...18
   5. Burgere med cremet sauce og stegt kål.......................20
   6. Jesuit opskrift...23
   7. Opskrift på chokoladeis..25
   8. Polske Perogies, hjemmelavet opskrift.........................27
   9. Granola Grundopskrift...29
   10. Grundopskriftskage...31
   11. Morel svampe opskrift...33
   12. Fransk Toast: Grundopskrift..35
   13. Chokolade Cookie Opskrift...37
   14. Escalivada: Picnic-opskriften.......................................38
   15. Chokolade Profiteroles - Nem opskrift.......................40
   16. Tartiflette - Opskrift fra Chalet De Pierres.................42
   17. Klassisk opskrift på brownies......................................44
   18. Speculoos, forenklet opskrift......................................46
   19. Røræg med basilikum og smør....................................48
   20. Hvidløg Kyllingebryst..50
   21. Svinekød Chicharrón A La Mexicana..........................52
   22. Kylling fyldt med Nopales...54

23. Mini-kødbrød med bacon...57
24. Kyllingetråd med ost..59
25. Keto Taquitos De Arracera.....................................62
26. Keto mexicansk fisk tapet.....................................64
27. Low Carb Kylling Tacos..66
28. Quinoa Yakimeshi..68
29. Agurkeruller fyldt med tunsalat............................71
30. Ceviche fyldte avocadoer med Habanero.............73
31. Keto Chokoladekage..75
32. Marielle Henaine..77
33. Chayoter fyldt med Salpicón.................................79
34. Kyllingebouillon Med Blomkålsris.........................81
35. Coleslaw og kylling..83
36. Stegt kylling med Guajillo.....................................84
37. Poblano Broccoli Ris..86
38. Græskar fyldt med cremet kyllingesalat..............88
39. Arrachera Salat Med Fin Urte Vinaigrette............90
40. Sådan laver du kyllingefrikadeller i morita chilisauce......92
41. Skorpe fyldt med kød med nopales......................94
42. Græskar Spaghetti Med Avocado Creme.............96
43. Blomkålomelet Med Spinat Og Serrano Chile.....98
44. Brændt blomkål med æg og avocado................100
45. Chayote Carpaccio...102
46. Grønne Blomkål Enchiladas Med Kylling...........104
47. Hav Og Land Keto spyd......................................107
48. Brændt Zucchini med hytteost...........................109

49. Omelet Poblano..111

50. Æggekage Med Asparges...113

FANTASTISK LAV KULHYDRAT OPSKRIFT......................................115

51. Primitiv Tortilla...115

52. Æggesalat til morgenmad...118

53. Kokosmel-crepes med macadamianød..........................120

54. Hamburgerpande..123

55. Roer Hash Browns...125

56. Skål med græsk yoghurt med mandelsprød..................127

57. Frittata med hakket kød, grønkål og gedeost...............130

58. Brad-stil ketoavena flager..133

59. Æggemuffins i skinkeforme...135

60 . Speculoos, forenklet opskrift...137

6 1. Chai Krydderiblanding..139

6 2. Røræg med gurkemeje...141

6 3. Kokosmælk..143

6 4. Curley Egg Snacks...145

6 5. Vafler med kødsovs..149

DRIKKEVARER OG SMOOTHIES..152

6 6. Fedtrig kaffe..152

6 7. Ketogen Protein Mokka...154

6 8. Grøn smoothie..156

6 9. Roe- og ingefærsmoothie..158

7 0. Smoothie af hvad som helst...160

7 1. Gylden chai..162

7 2. Kyllingebensbouillon..164

7 3. Nøddemælk..167

7 4. Fedtfattig mac og ost..170

DRESSINGER, PATES OG VARME OG KOLDE SAVSER...............172

7 5. Falsk jordnøddesauce...172

7 6. Primal Kitchen mayonnaisedressing og blåskimmelost 174

7 7. Perfekt Vinaigrette (med varianter)..............................176

7 8. "Ost" af macadamia og purløg....................................178

7 9. Gulerodsbladpesto...180

8 0. Smør med chilipeber og bacon....................................182

8 1. Kyllingeleverpostej..184

8 2. Kokossmør..187

8 3. Røget laksepostej..189

8 4. Oliven med nødder..191

HOVEDRETTER..193

8 5. Slow Cooker Carnitas...193

8 6. Røræg med grønkål...196

8 7. Falsk cubansk sandwich...198

8 8. Hakket kød af hulerne med smørmandler....................200

8 9. Let tun braiseret med urte- og limedressing................202

9 0. Fyldte tomater..205

9 1. Den bedste stegt kylling..207

9 2. Kyllingespyd...210

9 3. Reje- og aspargesbakke...212

9 4. Pølser med grønkål...214

9 5. Bagt laks med dildaioli...217

9 6. Kalkun og kålruller..219

9 7. Sprød tunsalat..221

9 8 . Kylling fyldt med Nopales...............................223

9 9 . Mini Kødkaffe med Bacon..............................226

10 0 . Kyllingetråd med ost....................................228

KONKLUSION..230

INDLEDNING

Ud over rent sukker er for mange kulhydrater ansvarlige for uønsket vægtøgning med voksende kærlighedshåndtag. En af grundene til, at low carb er en vedvarende trend. Lavkulhydratdiæten (oversat: få kulhydrater) handler om en drastisk reduktion af kulhydrater i kosten. For først når indtaget af sukker og kulhydrater reduceres, falder kroppen tilbage på sine energireserver (fedtpuder) og sikrer dermed vægttab ved formodet mangel på mad.

Så for at slippe af med de upopulære kærlighedshåndtag, er diæten med opskrifter med ingen eller færre kulhydrater særligt effektiv. Det skal dog bemærkes, at eksisterende fedtvævsceller kun tømmer sig selv under kosten og derefter forbliver i kroppen. Hvis du vender tilbage til din gamle, usunde spisestil for hurtigt, vil du hurtigt genopbygge dig selv.

Hvilke fødevarer er tilladt på en lavkulhydratdiæt?

Så snart du spiser efter low carb-metoden, det vil sige, at antallet af kulhydrater i maden reduceres, kan andelen af fedt og protein, der ikke lagres i kroppen i samme omfang, samtidig øges. I modsætning til andre former for kost er der intet kalorieunderskud forbundet med en sultfølelse. Mere fedt og protein skaber også en længerevarende mæthedsfornemmelse. Så bliv ikke sulten, men skift sukker og kulhydrater ud med retter med højt proteinindhold og lavt kulhydratindhold.

Du bør undgå disse fødevarer

Følgende fødevarer er de vigtigste syndere for uønsket vægtøgning. Ud over enhver form for sukker omfatter dette kartofler, ris og alle produkter lavet af hvedemel såsom pasta, pizza og brød. Deres ukontrollerede forbrug bliver mærkbart, når det indtages for højt, omdannet til sukker, som en upopulær og ofte konstant voksende fedtreserve.

Derudover bør man undgå alle former for honning og sukker, syltetøj, Nutella, alt slik, kunstige sødestoffer og industrielt fremstillet juice i low carb retter. I tilfælde af korn og grøntsager skal kartofler, ris, alle hvedemelsprodukter som pizza, brød, kager, kager og nudler og alle industrielt fremstillede færdigvarer undgås. Også nogle få særligt stivelsesholdige fødevarer såsom bananer, majs, pastinak, søde kartofler, ærter og mysli anbefales ikke nødvendigvis.

Hvor godt er low carb, og hvordan kan en yo-yo-effekt undgås?

Hvis du vil undgå den frygtede yo-yo-effekt af hurtig vægtøgning efter reduktionsdiæten, er en generel ændring i de spisevaner, du er kommet til at elske, uundgåelig. Tilpasningen af spiseadfærd til alderen spiller også en vigtig rolle. I alderdommen opbygger kroppen, i modsætning til i yngre år, hurtigere store fedtreserver på grund af hormonelle ændringer. Et strengt kortvarigt skift til lavkulhydrat gør underværker her. Ernæringseksperter fraråder dog en permanent, streng diæt i henhold til specifikationerne for low carb. For at undgå yo-yo-effekten anbefaler de efterfølgende en afbalanceret kost med omkring 50 % kulhydrater. Så du behøver ikke gå uden dit elskede brød, kartofler og lækre pasta hele tiden.

OPSKRIFTER MED LAV KULhydrat

1 . Mojito: Den originale opskrift

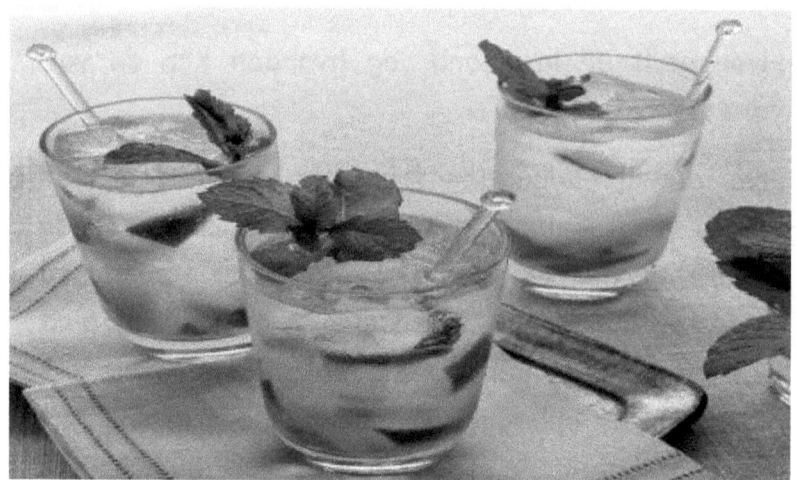

INGREDIENSER

- 20 mynteblade.
- pulveriseret sukker.
- cubansk rom
- 3 citroner grønne.
- sprudlende vand

FORBEREDELSE

1. Knus 20 mynteblade med 5 spsk. teskefuld pulveriseret sukker i en beholder, tilsæt 30 cl cubansk rom, saften af 3 store limefrugter og bland godt.
2. Hæld i 6 glas, og fyld derefter med lidt sprudlende vand såsom Perrier og lidt knust is.
3. Pynt med mynteblade.

2. Valset Cookie: Grundopskrift

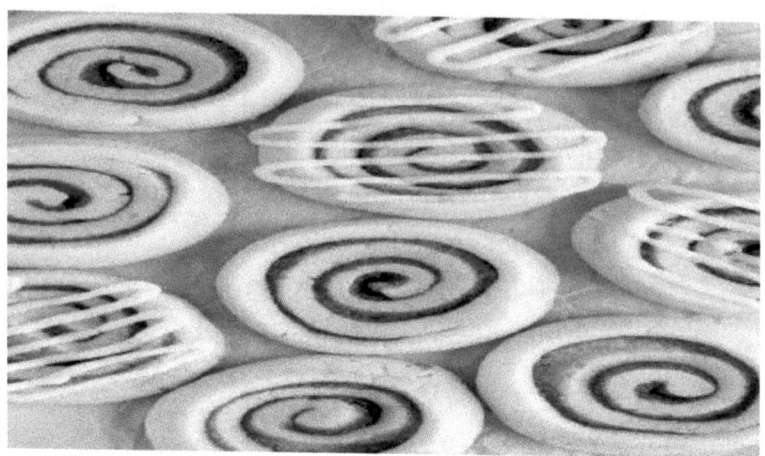

INGREDIENSER

- 120 g sukker + 1 tsk. med kaffe.
- 4 æg
- 120 g mel.
- 25 g smeltet smør

FORBEREDELSE

1. Forvarm ovnen til th. 7/210°.
2. Tag drypformen ud af ovnen og læg et stykke bagepapir på.
3. Skil æggeblommerne fra hviderne, pisk blommer og sukker, indtil blandingen hvidner, og tilsæt melet under omrøring.
4. Pisk æggehviderne stive med en teskefuld sukker, bland dem forsigtigt, løft tilberedningen og tilsæt det smeltede smør.
5. Fordel dejen på bagepapiret ved hjælp af en spatel, og form et rektangel.
6. Bag 8 minutter, tag kiksen ud af ovnen, læg den med bagepapir på arbejdsfladen og dæk den med et fugtigt klæde.
7. Lad det stå i 10 minutter, fjern viskestykket, vend kiksen, rul den op på sig selv og pak den ind i film indtil brug.

3. Fedtfattig Mac og ost

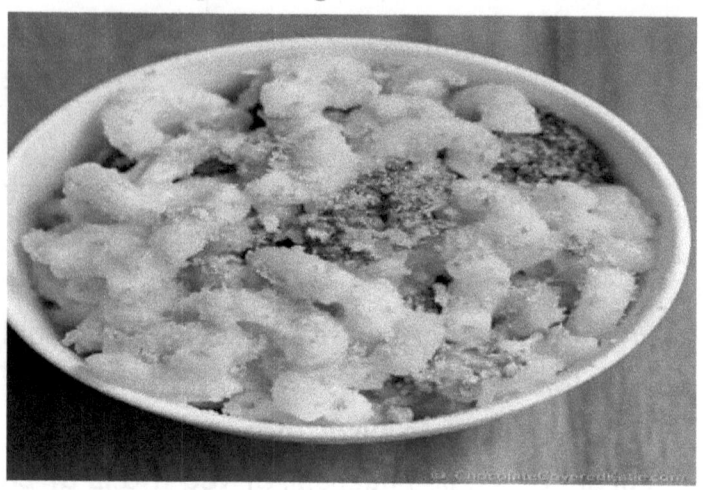

INGREDIENSER

- .1 1/2 t. af makaroni kogt og afdryppet.
- 1 lille løg, hakket.
- 9 skiver, 2/3 oz stærk fedtfattig cheddarost.
- 1 12 oz dåse inddampet skummetmælk.
- 1/2 t. lav natrium kylling bouillon.
- 2 1/2 spsk (s) spiseskefuld hvedemel omkring
- .1/4 tsk worcestershire sauce.
- 1/2 tsk tør sennep.
- 1/8 tsk (r) peber.
- 3 spiseskefulde brødkrummer.
- 1 spsk (e) margarine, blødgjort

FORBEREDELSE

1. En dyb bageplade sprøjtet med vegetabilsk oliespray, fordel 1/3 af makaroni, 1/2 af løg og ost. Gentag lagene, slut med makaroni. Pisk mælk, bouillon, mel, sennep, worcestershiresauce og peber til det er blandet. Hæld over lagene. Kombiner brødkrummer og margarine, og drys derefter på toppen. Bages uden låg ved 375 grader i 30 minutter, indtil de er varme og boblende.

4. En grøntsagsopskrift

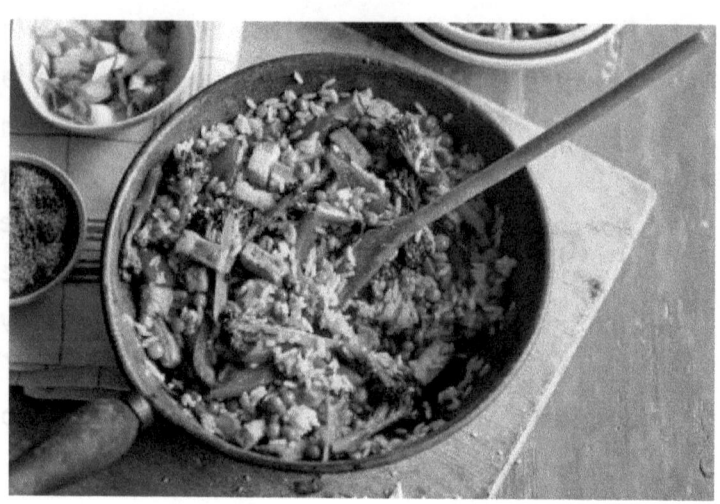

INGREDIENSER

- .2 løg.
- 2 gulerødder.
- 1 pastinak.
- 1 fennikel
- .250 g korn.
- olivenolie.
- gurkemeje salt, peber.
- græskarkerner

FORBEREDELSE

1. Brun ved middel varme: løg i skiver, tilsæt gurkemeje efter ønske, peber godt, tilsæt derefter 2 gulerødder (her 1 violet, 1 gul), 1 pastinak, 1 fennikel i tern, salt og peber, kog under omrøring af og til i tide
2. Kog 1 250g pakke korn i kogende saltet vand (som bulgur quinoa fra Monoprix, der koger på 10 minutter), dræn, hæld i en salatskål, smag til med 2 spsk. spiseskefulde olivenolie, hæld grøntsagerne ovenpå, drys med ristede squashfrø i 3 minutter i en gryde.

5. Burgere med cremet sauce og stegt kål

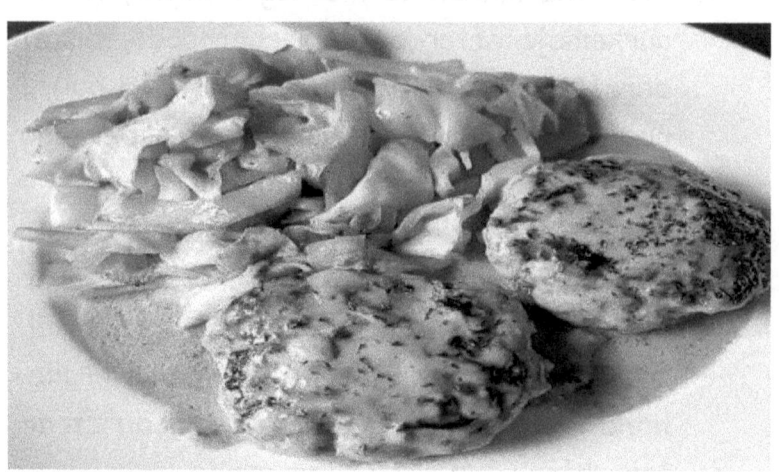

INGREDIENSER

- burgere
- 650 g hakket kød (malet)
- 1 æg
- 85 g fetaost
- 1 tsk. Salt
- ¼ tsk. kværnet sort peber
- 55 g (220 ml) frisk persille, finthakket
- 1 spsk. olivenolie, til stegning
- 2 spsk. smør, til stegning

sovs

- 180 ml fløde (eller fløde) til at piske
- 2 spsk. hakket frisk persille
- 2 spsk. tomatpure eller ajvar sauce
- salt og peber

Stegt grønkål

- 550 g strimlet hvidkål
- 85 g smør
- salt og peber

Instruktioner

Fløde burgere:

1. Bland alle ingredienserne til hamburgerne og saml otte af dem, længere end de er brede.
2. Steg dem ved middel varme i smør og olivenolie i mindst 10 minutter eller indtil frikadellerne får en lækker farve.
3. Tilsæt tomatpure og piskefløde i gryden, når burgerne er næsten færdige. Bland og lad fløden koge op.
4. Drys hakket persille på toppen inden servering.

Grønkål stegt i smør:

1. Skær kålen i strimler eller brug en foodprocessor.

2. Smelt smørret i en stegepande.
3. Sauter den strimlede kål ved middel varme i mindst 15 minutter eller indtil kålen har den ønskede farve og tekstur.
4. Bland ofte og sænk varmen lidt mod slutningen. Krydr efter smag.

6. Jesuit opskrift

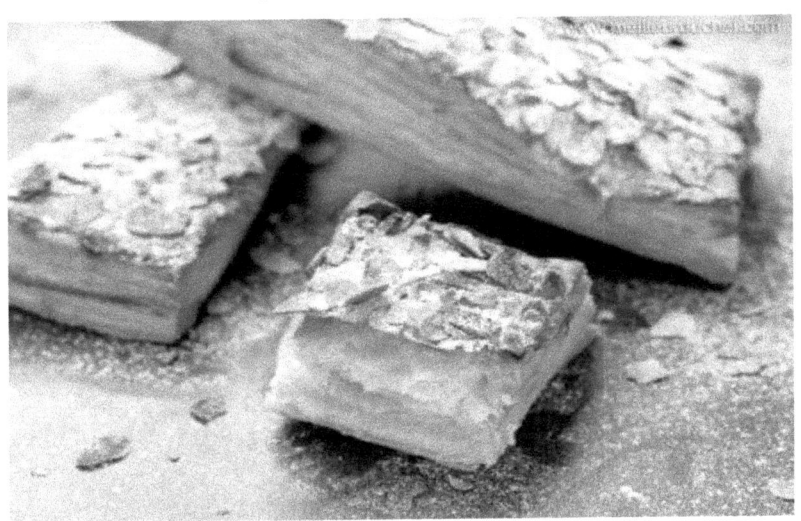

INGREDIENSER

- ,50 g mandelpulver.
- 50 g sukker.
- 50 g smør
- .1 æg.
- 1 likørglas (r) rom

FORBEREDELSE

1. Lav to tynde puststrimler, 12 cm brede.
2. Pynt med et tyndt lag mandelcreme.
3. Fugt begge kanter med vand med en børste. Læg den anden rulle ovenpå, tryk på kanterne for at svejse dem.
4. Brun overfladen med ægget og så pulveriserede mandler ovenpå. Skær den således opnåede strimmel i trekanter placeret på en bageplade og bag i en varm ovn.
5. Drys med flormelis, når du tager den ud af ovnen. Blødgør smørret til creme, tilsæt mandler og sukker på samme tid.
6. Arbejd kraftigt med et piskeris for at opnå en skummende sammensætning. Tilsæt hele ægget, derefter Rom.

7. Opskrift på chokoladeis

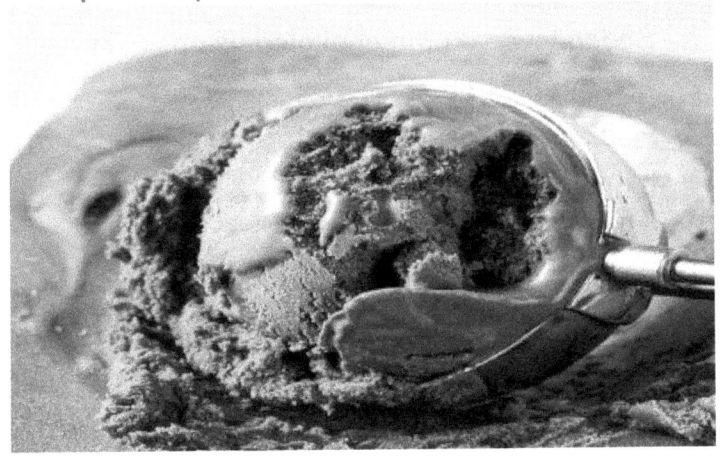

INGREDIENSER

- .6 æggeblommer.
- 200 g sukker.
- 1/2 l mælk
- .300 ml flydende creme fraiche.
- 100 g usødet kakao

FORBEREDELSE

1. Sådan laver du din chokoladeis opskrift:
2. Kog mælken op.
3. Pisk æggeblommer og 150 g sukker, indtil blandingen bliver hvid.
4. Tilsæt kakao og bland.
5. Hæld langsomt mælken i under omrøring for at opnå et meget flydende præparat. Varm det hele op ved svag varme, så det tykner (uden at koge det).
6. Lad denne juice køle af.
7. Pisk fløden og resten af sukkeret kraftigt. Bland præparatet i juicen. Turbine

8. Polske Perogies, hjemmelavet opskrift

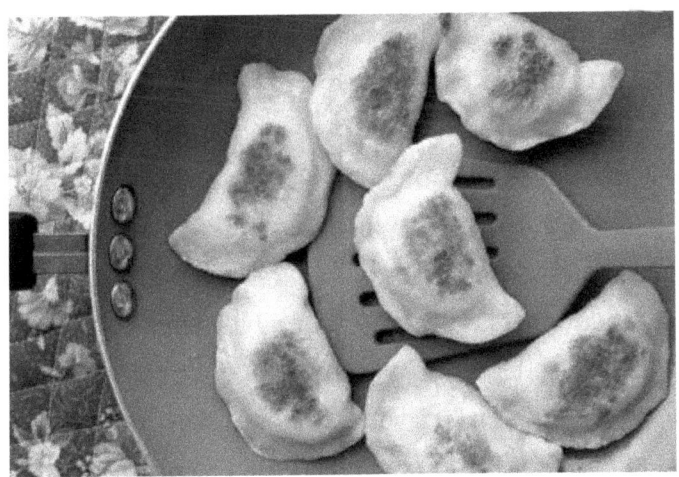

INGREDIENSER

- 0,2 pund drænet hytteost eller ost koster.
- 10 t. vand.
- 1 t. let ristet brødkrummer.
- 3 spiseskefulde olie
- .4 store æg, pisket.
- 1 1/2 tsk (r) salt.
- 2 t. af mel, alle formål plus nok til at forberede dejen

FORBEREDELSE

1. I en mellemstor skål moses osten med en gaffel. Kom æggene i, ½ tsk. salt, mel og bland til en pasta. Rul dejen ud på et meldrysset bord og del den i 4 stykker. Spred hvert stykke i et 12'' langt og 2'' bredt rektangel. Skær hvert stykke diagonalt til omkring 10 stykker. Bring vandet i kog og tilsæt 1 tsk. desel. Skru ned for varmen, så vandet koger let, og sænk en tredjedel af raviolien heri. Lad det simre uden låg, indtil de kommer op igen. Fjern dem med en skimmer, dræn dem. Gentag indtil alle donuts er kogte. Server med lidt ristet brødkrummer.
2. Gør omkring 40 perogies.

9. Granola Grundopskrift

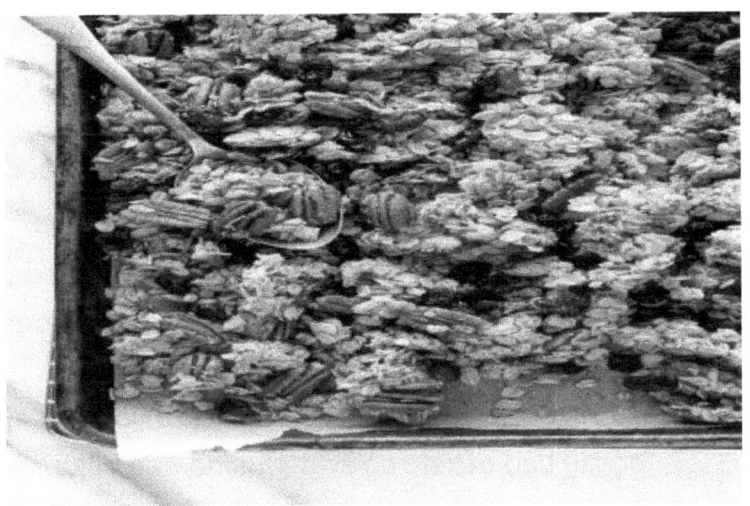

INGREDIENSER

- ,300 g havregryn.
- 100 g hele mandler.
- 100 g solsikkekerner.
- 100 g græskarkerner.
- 50 g sesamfrø.
- 50 g tørre druer
- ,10 cl varmt vand.
- 50 g flydende honning.
- 4 spiseskefulde koldpresset solsikkeolie.
- 1 tsk vaniljepulver.
- 1 lille havsalt

FORBEREDELSE

1. Tænd ovnen. 5/150°.
2. Kom havregryn, frø, mandler, rosiner, salt og vanilje i en skål.
3. Bland det varme vand, honning og olie og hæld det i skålen.
4. Rør indtil væsken er absorberet, og fordel derefter blandingen på en bageplade beklædt med en plade bagepapir.
5. Kog i 30 til 45 minutter, under omrøring af og til. Lad afkøle og sæt til side i en boks.

10. Grundopskriftskage

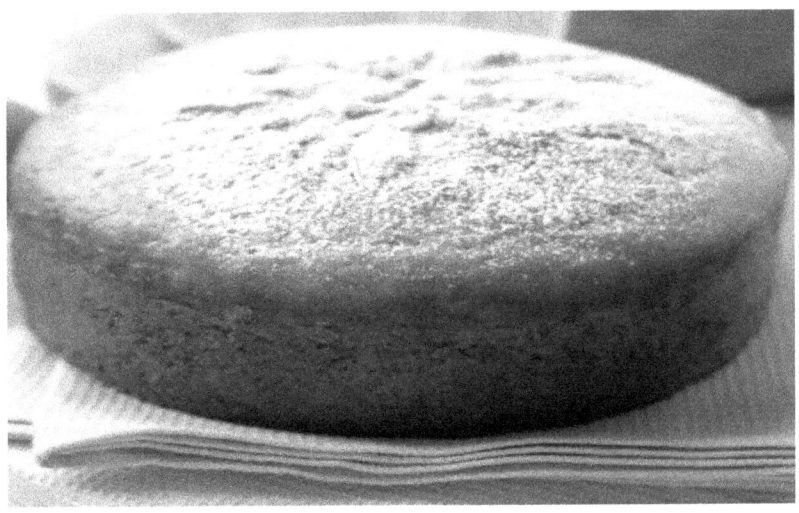

INGREDIENSER

- ,100 g mørk chokolade.
- 200 g smør + 1 nød.
- 100 g sukker + 1 lille smule.
- 4 æg.100 g mel
- ,50 g majsstivelse.
- 30 g usødet kakao.
- 1 jævn teskefuld bagepulver.
- 1 tsk vaniljepulver eller kanel

FORBEREDELSE

1. Tænd for ovnen. 6/180°.
2. Smør en pande og drys den med lidt sukker.
3. Smelt chokoladen brækket i stykker og smørret i mikrobølgeovnen eller en dobbeltkoger.
4. Pisk hele æg og sukker til blandingen bliver hvid og bland dem med den smeltede chokolade og smør.
5. Tilsæt mel, majsstivelse, kakao, bagepulver, vanilje eller kanel. Du kan blande denne dej ved hjælp af en foodprocessor eller en røremaskine.
6. Hæld det i formen og bag i ovnen i 30 til 40 minutter. En knivspids, der sidder fast i midten, skal komme næsten tør ud.
7. Vend kagen ud og lad den køle af på en rist.

11. Morel svampe opskrift

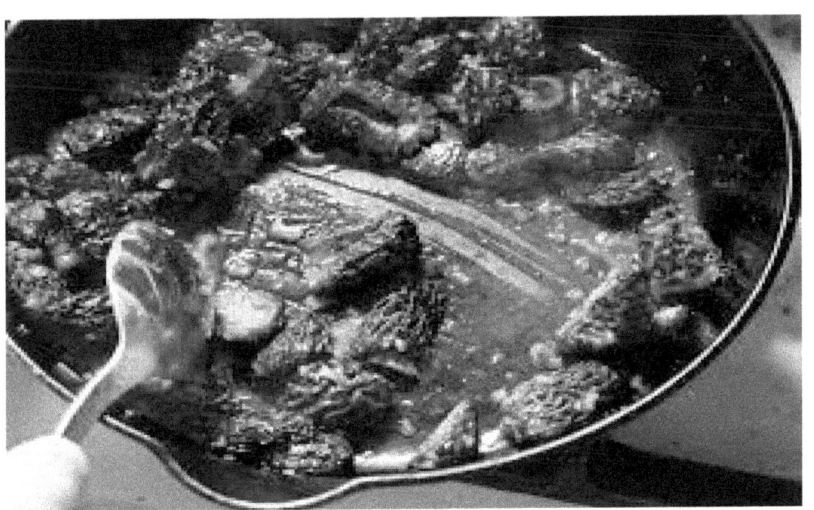

INGREDIENSER

- ,250 g morkler.
- 2 kalve nyrer.
- 400 g revekalv.
- 75 g smør.
- 5 cl cognac
- ,15 cl creme fraiche.
- 4 vol au vent.
- groft salt.
- kværnet peber

FORBEREDELSE

1. Fjern den jordagtige del af morklerne, skyl dem i flere vand, dræn dem og tør dem i sugende papir.
2. Før sødebrødene under en stråle koldt vand, blancher dem i 5 minutter i saltet vand og dræn dem derefter.
3. Åbn nyrerne, skær dem i tern, svits dem i 25 gram varmt smør i 8 minutter.
4. Flamberet med halvdelen af cognacen.
5. Skær kalvebrødene og brun dem i 3 minutter i 25 gram varmt smør.
6. Flamber med resten af cognacen, tilsæt halvdelen af creme fraichen, varm op i 1 minut.
7. Brun morklerne i resten af smørret i 10 minutter, dræn dem og tilsæt resten af fløden.
8. I en sauterpande hældes de tre præparater, salt og peber, opvarm i 3 minutter ved lav varme.
9. Læg den varme tilberedning i de opvarmede skorper og server varm.

12. Fransk Toast: Grundopskrift

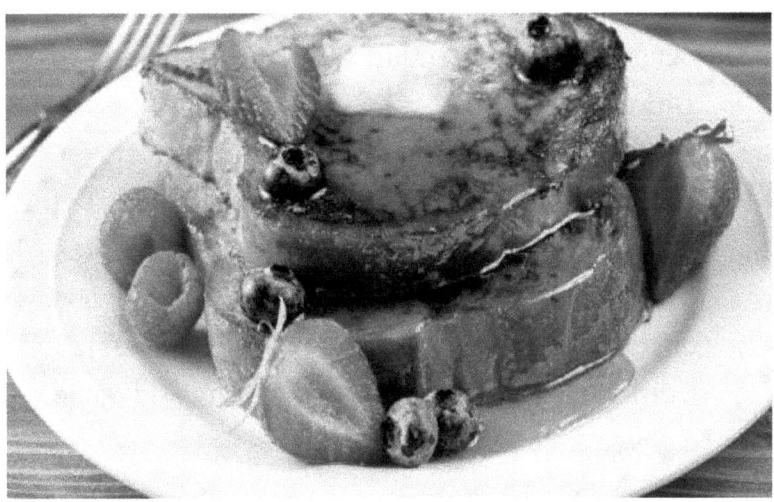

INGREDIENSER

- ,50 cl mælk.
- 150 g sukker.
- 1 vaniljestang.
- 3 æg
- .kanelpulver.
- 50 g smør.
- 10 skiver sandwichbrød, gammel baguette brioche

FORBEREDELSE

1. Varm mælk, sukker og vanilje op i halve og skrab i en gryde og lad trække i 10 minutter, tildækket.
2. Pisk æggene i en omelet med 1 lidt kanel.
3. Smelt halvdelen af smørret i en gryde, dyp halvdelen af brødskiverne i mælken, derefter i de sammenpiskede æg og brun i gryden på begge sider i 6 til 10 minutter. Gentag handlingen for resten af skiverne. Server straks.

13. Chokolade Cookie Opskrift

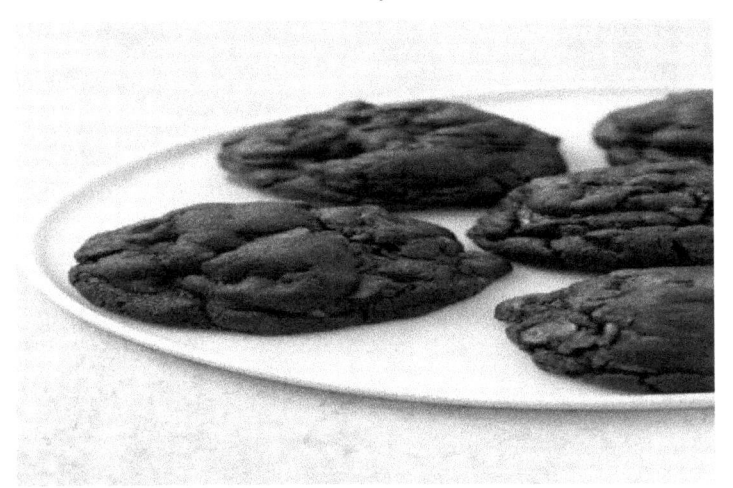

INGREDIENSER

- 200 g chokolade.
- 125 g sukker
- 125 g mandelpulver.
- 3 æggehvider

FORBEREDELSE

1. Forvarm ovnen til 180°C.
2. Smelt chokoladen ved svag varme.
3. Pisk æggehviderne, fortsæt med at piske, og tilsæt sukker og malede mandler.
4. Rør chokoladen i.
5. Lav små bunker på en bageplade.
6. Bages i 15 minutter.
7. Nyd dine små chokoladekager!

14. Escalivada: Picnic-opskriften

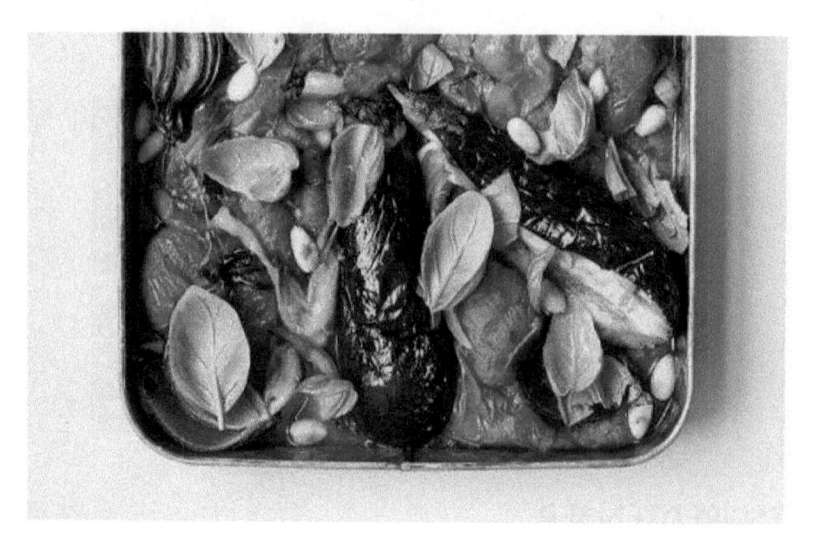

INGREDIENSER

- .2 auberginer.
- 2 zucchinier.
- 1 grøn peber.
- 1 rød peberfrugt
- .6nye løg.
- 2 dl banyuls eddike
- 2 dl olivenolie.
- salt

At tjene:

- .ristede brødskiver
- .ansjosfileter i olivenolie

FORBEREDELSE

Tænd ovnen på 210 ° C (th. 7). Skyl auberginer, zucchini og peberfrugt, og læg dem derefter på løgene uden at skrælle dem. Skub bagepladen ind i ovnen. Tælle

1. Mellem 30 og 50 minutter, vend og se på grøntsagerne: Auberginerne koges, når de er bløde under fingerens tryk, peberfrugterne og løgene, når skindet er brunt.

Skræl

1. Når de er lunkne, skærer grøntsagerne peberfrugter og auberginer i lange strimler, løg og zucchini i to på langs.

Læg væk

1. Grøntsagerne i en salatskål eller en lufttæt boks. Dæk dem med olie og eddike. Salt og bland forsigtigt. Server escalivadaen ved stuetemperatur eller kold, ledsaget af ristede skiver brød og ansjosfileter.

15. Chokolade Profiteroles - Nem opskrift

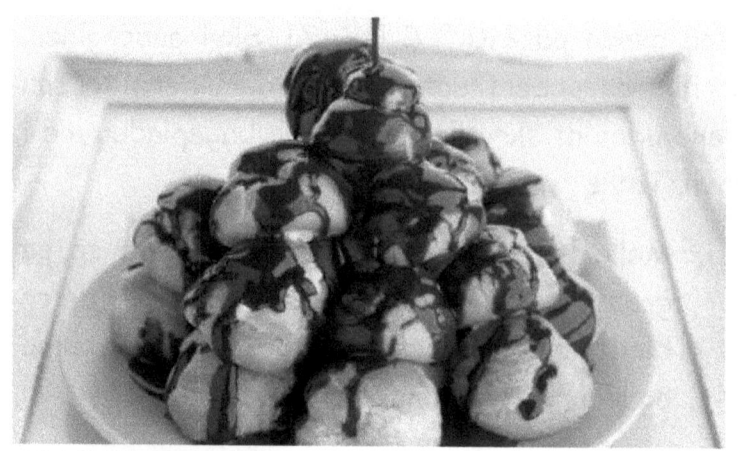

INGREDIENSER

- .til 40 små runde kål.
- en 1,5 cm fatning.

til wienerbrødscremen:.

- cremecreme
- .è 15 cl flødeskum.

til chokoladesovsen :.

- 150 g mørk chokolade.mælk

FORBEREDELSE

1. Bland forsigtigt de 15 cl flødeskum i konditorcremen med et piskeris for at gøre cremen lettere.
2. Brug derefter konditorposen med 1,5 cm dysen til at fylde de 40 pust og læg dem i køleskabet.
2. 3. Smelt chokoladen i en gryde ved svag varme, tilsæt mælk, indtil der dannes en godt bundet sauce.
3. Anret kålen i en pyramide i et fad, og dæk dem med lunken sauce.
4. Dine chokoladeprofiteroler er klar, god fornøjelse!
5. Oplev vores valg af opskrifter: festlige chokoladeopskrifter, chokoladekageopskrifter, opskrifter på slik ...

16. Tartiflette - Opskrift fra Chalet De Pierres

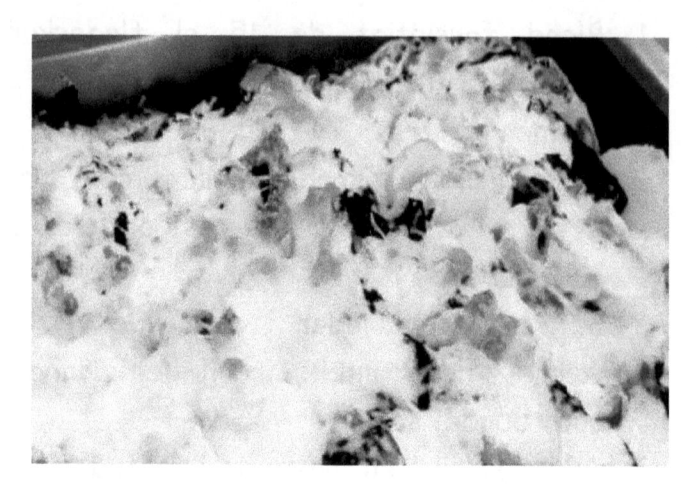

INGREDIENSER

- 1 kg kartofler 1 løg.
- 200 g lardons 1 farmer reblochon
- 1 spiseskefuld (e) creme fraîche (valgfrit).
- 1 spiseskefuld vegetabilsk olie (solsikke, jordnødder)
- 10 g smør

FORBEREDELSE

1. Kog kartoflerne med skindet i en gryde med kogende vand.
2. I løbet af denne tid skal du skrælle og skære løget i skiver, sved det i varm olie og tilsæt bacon og brun det hele under jævnlig omrøring.
3. Forvarm ovnen til th. 8/220°. Smør et gratineret (eller støbejern) fad, hæld halvdelen af kartoflerne i, og tilsæt halvdelen af løg-baconblandingen, resten af kartoflerne og resten af løg-baconen.
4. Udjævn overfladen, tilsæt cremen (valgfrit) og placer hele reblochon i midten. Kværn peber og sæt i ovnen, indtil toppen af tartifletten er flot brunet. Server straks.

17. Klassisk opskrift på brownies

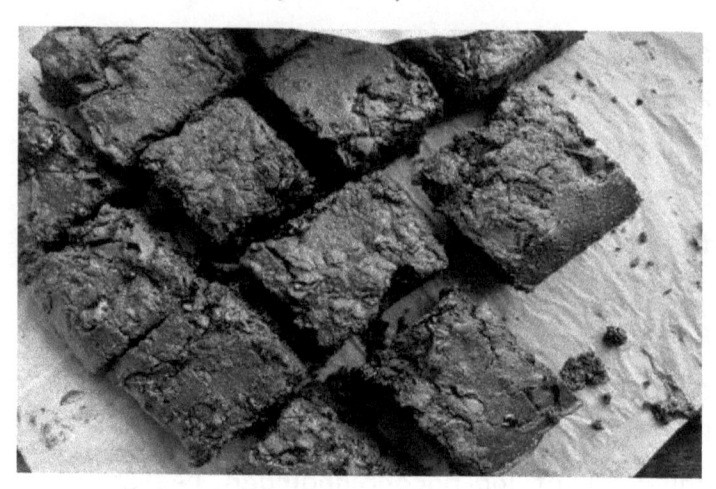

INGREDIENSER

- ,125 g smør.
- 150 g sukker.
- 4 æg.
- 125 g chokolade
- ,50 g mel.
- gær.
- sukkeris

FORBEREDELSE

1. Forvarm din ovntermostat 6 - 7 (180 ° -200 °).
2. Smelt smørret i en gryde ved meget svag varme.
3. Bland det smeltede smør med sukkeret i en skål.
4. Tilsæt æggene.
5. I en gryde ved meget lav varme, smelt chokoladen skåret i firkanter, og tilsæt den derefter til din blanding.
6. Tilsæt melet blandet med salt og bagepulver.
7. Bland det hele godt (50 omgange)
8. Kom blandingen i en godt smurt form. Det ideelle er at bruge en firkantet keramisk form på cirka 20 x 25 centimeter.
9. Sæt i ovnen i 30 til 35 minutter. Brownien må ikke være gennemstegt.
10. Lad den køle af, drys den med flormelis for at få en mere præsentabel hvid top og skær den i firkantede stykker (f.eks. 2 centimeter gange 2 centimeter).

18. Speculoos, forenklet opskrift

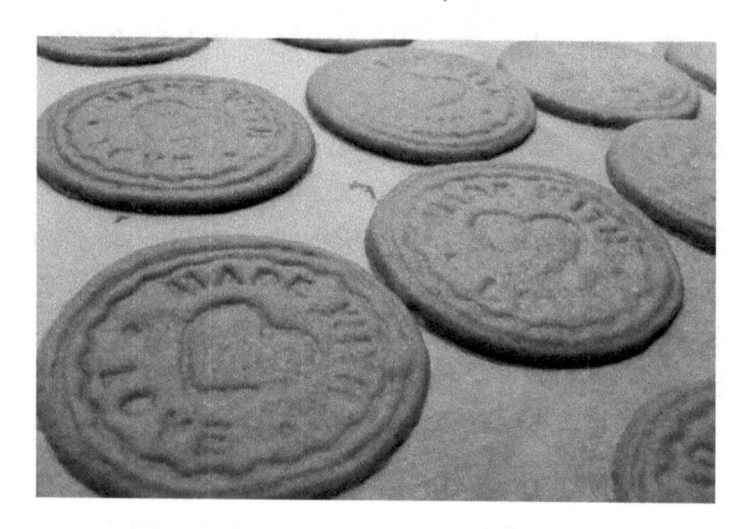

INGREDIENSER

- ,250 g smør.
- 350 g mel, sigtet.
- 200 g brun farin
- ,5g bagepulver.
- 1 æg.
- 1 spiseskefuld salt

FORBEREDELSE

1. Tilberedning af speculoos kræver en ventetid på 12 timer.
2. Bland 40 g mel, natron og salt i en første beholder.
3. Smelt smørret.
4. Kom det i en anden beholder, tilsæt brun farin, ægget og bland kraftigt. Tilsæt derefter det resterende mel under omrøring. Bland det hele og lad det stå 12 timer i køleskabet.
5. Efter 12 timers ventetid, smør bageplader.
6. Rul dejen ud, hold en minimumstykkelse (maks. 3 millimeter) og skær den ud i forme efter eget valg.
7. Bag alt i 20 minutter, hold øje med madlavningen.
8. Det er bedst at lade speculooserne køle af før de spises!

19. Røræg med basilikum og smør

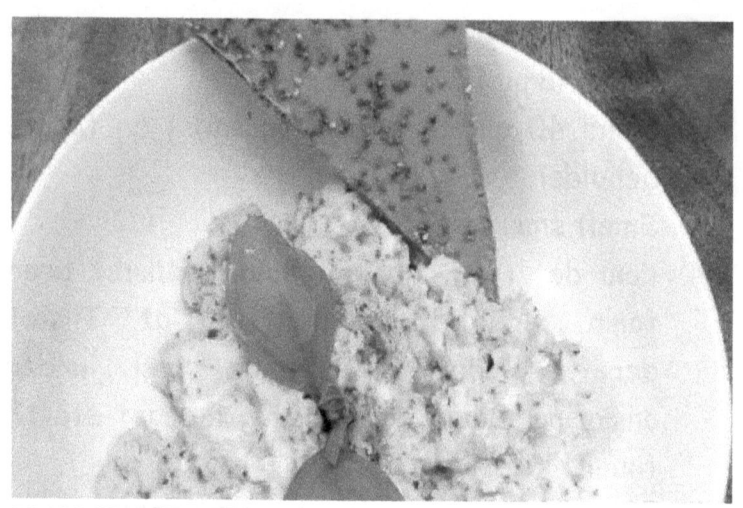

INGREDIENSER

- 2 spsk. Smør
- 2 æg
- 2 spsk. creme (eller creme) til at montere
- salt og kværnet sort peber
- 80 ml (38 g) revet cheddarost
- 2 spsk. frisk basilikum

FORBEREDELSE

1. Smelt smørret i en gryde ved svag varme.
2. Tilsæt æg, fløde, ost og krydderier i en lille skål. Pisk let og tilsæt til gryden.
3. Rør rundt med en spatel fra kanterne til midten, indtil æggene er rørt. Hvis du foretrækker dem bløde og cremede, rør ved lav temperatur, indtil de når den ønskede konsistens.
4. Afslut med at drysse basilikum på toppen.

20. Hvidløg Kyllingebryst

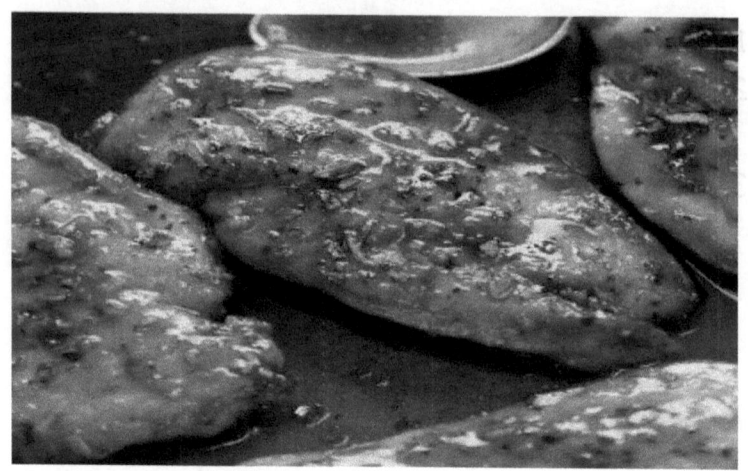

INGREDIENSER

- 2 kopper olivenolie
- 4 spsk hvidløg, skåret i tynde skiver
- 1 kop guajillo chilipeber, skåret i skiver
- 4 kyllingebryst
- 1 knivspids salt
- 1 knivspids peber
- 1/4 kopper persille, finthakket, til pynt

FORBEREDELSE

1. Til hvidløg blandes i en skål olien med hvidløg, guajillo chili, kylling og marinade i 30 minutter. Reservation.
2. Varm en stegepande op over middel varme, tilsæt kyllingen med marinaden og steg i cirka 15 minutter ved middel varme, eller indtil hvidløget er gyldenbrunt og kyllingen er kogt. Smag til med salt og peber. Server og pynt med hakket persille.

21. Svinekød Chicharrón A La Mexicana

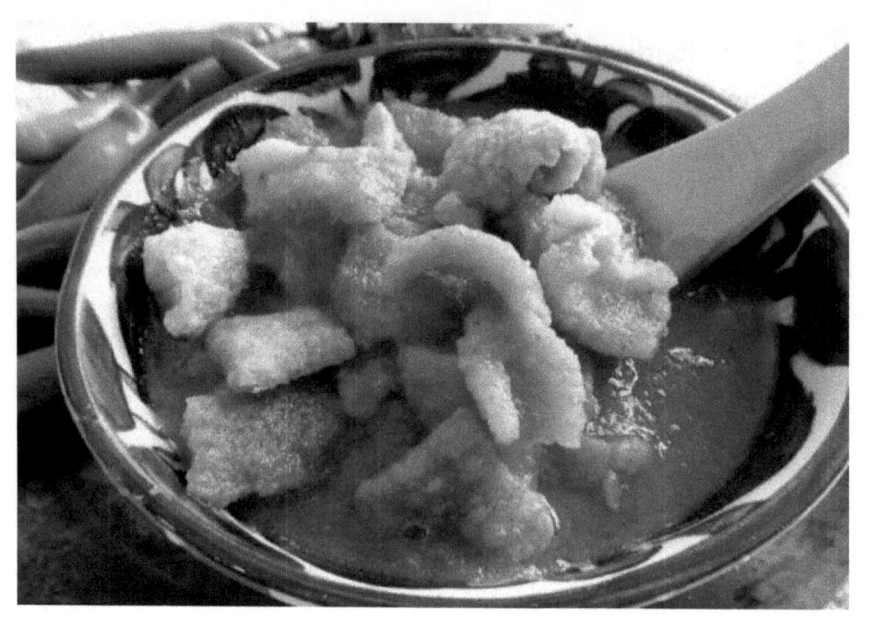

INGREDIENSER

- 1 spsk olie
- 1/4 løg, fileteret
- 3 serrano peber, skåret i skiver
- 6 tomater, i tern
- 1/2 kop hønsebouillon
- 3 kopper flæskesvær
- nok salt
- nok af peber
- nok af frisk koriander, i blade, til at pynte
- nok af bønner, fra gryden, til at ledsage
- nok af majstortillas, til at ledsage

FORBEREDELSE

1. I en dyb stegepande steges løg og chili med lidt olie, til de er blanke. Tilsæt tomaten og kog i 5 minutter, tilsæt hønsebouillon og lad det koge ind. Tilsæt flæskesværen, krydr med salt og peber, dæk korianderblade og kog i 10 minutter.
2. Server og pynt med korianderblade.
3. Ledsager med pot bønner og majstortillas.

22. Kylling fyldt med Nopales

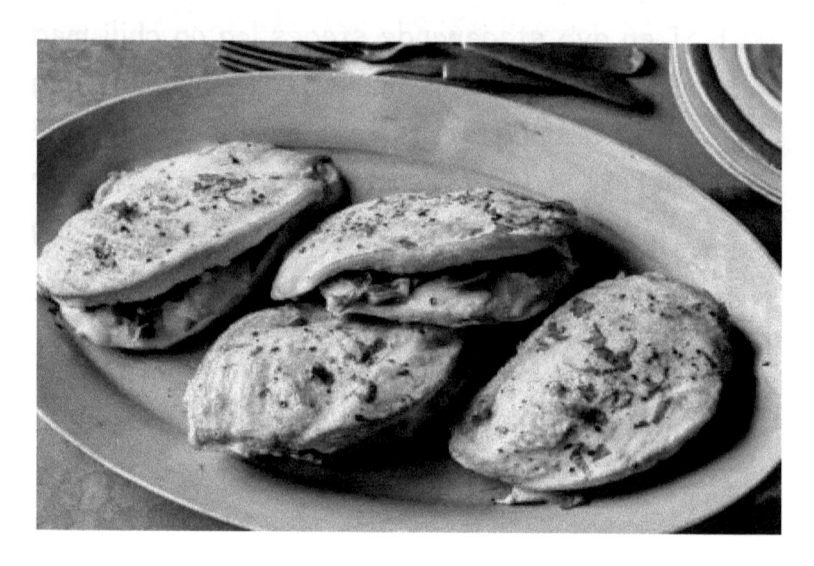

INGREDIENSER

- 1 spsk olie
- 1/2 dl hvidløg, fileteret
- 1 kop nopal, skåret i strimler og kogt
- nok salt
- nok af oregano
- nok af peber
- 4 kyllingebryst, fladtrykte
- 1 kop Oaxaca ost, revet
- 1 spsk olie, til sauce
- 3 fed hvidløg, hakket, til sauce
- 1 hvidløg, skåret i ottendedele, til sauce
- 6 tomater, skåret i kvarte, til sauce582

- 1/4 kopper frisk koriander, frisk, til sauce
- 4 guajillo chili, til saucen
- 1 spsk allehånde, til sauce
- 1 kop hønsebouillon, til sauce
- 1 knivspids salt, til sauce

FORBEREDELSE

1. Til fyldet opvarmes en pande over middel varme med olien, koges løget med nopales, indtil de holder op med at frigive savlen, smages til med salt, peber og oregano. Reservation.
2. Læg kyllingebrystene fyldt med nopales og Oaxaca-ost på et bræt, rul sammen, krydr med salt, peber og lidt oregano. Fastgør om nødvendigt med en tandstik.
3. Varm en grill op ved høj varme og kog kyllingerullerne til de er gennemstegte. Skær rullerne og opret varm.
4. Til saucen opvarmes en pande ved middel varme med olien, koges hvidløget med løget til du får en gylden farve, tilsæt tomat, koriander, guajillo chili, allehånde, korianderfrø. Kog i 10 minutter, fyld med hønsebouillon, smag til med salt, og fortsæt med at koge i 10 minutter mere. Køl lidt af.

5. Blend saucen, indtil du får en homogen blanding. Anret på en tallerken som spejl, læg kyllingen ovenpå og nyd.

23. Mini-kødbrød med bacon

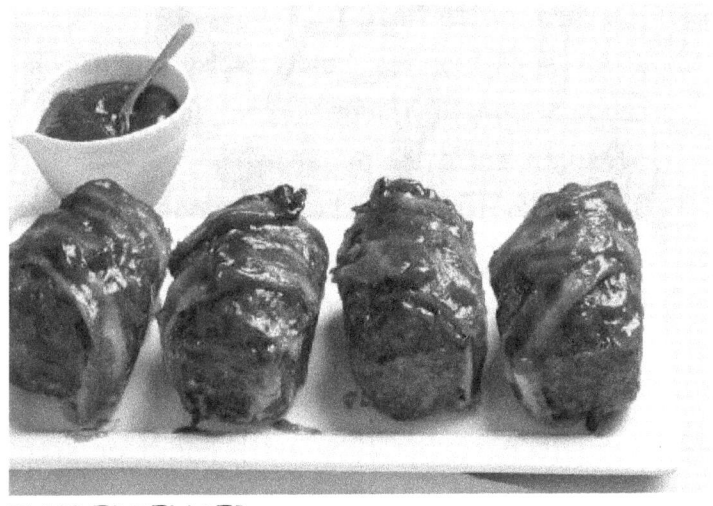

INGREDIENSER

- 1 kilo hakket oksekød
- 1/2 kop hakket brød
- 1 æg
- 1 kop løg, finthakket
- 2 spsk hvidløg, finthakket
- 4 spsk ketchup
- 1 spsk sennep
- 2 tsk persille, finthakket
- nok salt
- nok af peber
- 12 skiver bacon
- nok af ketchup sauce, til at lakere
- nok af persille, til at pynte

FORBEREDELSE

1. Forvarm ovnen til 180°C.
2. I en skål blandes hakkebøffen med rasp, ægget, løget, hvidløget, ketchuppen, sennep, persillen, saltet og peberen.
3. Tag cirka 150 g af kødblandingen og form den til en rund form ved hjælp af dine hænder. Pak med bacon og læg på en smurt bageplade eller vokspapir. Pensl toppen af cupcakes og bacon med ketchup.
4. Bag i 15 minutter eller indtil kødet er stegt og baconen er gyldenbrun.
5. Server med persille, ledsaget af salat og pasta.

24. Kyllingetråd med ost

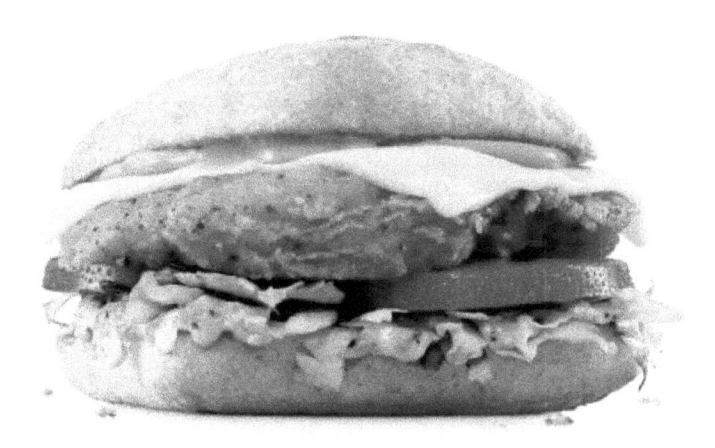

INGREDIENSER

- 1/2 dl chorizo, smuldret
- 1/2 dl bacon, hakket
- 2 spsk hvidløg, finthakket
- 1 rødløg, skåret i stykker
- 2 kyllingebryst, uden skind, uden ben, i tern
- 1 kop champignon, fileteret
- 1 gul peberfrugt, skåret i stykker
- 1 rød peberfrugt, skåret i stykker
- 1 peberfrugt, appelsin skåret i stykker
- 1 græskar, skåret i halvmåner
- 1 knivspids salt og peber
- 1 kop Manchego ost, revet
- at smage af majstortillas, til at ledsage
- at smage af sauce, til at ledsage

- til at smage af citron, til at ledsage

FORBEREDELSE

1. Varm en stegepande op over middel varme og steg chorizo og bacon, indtil de er gyldenbrune. Tilsæt hvidløg og løg og steg indtil gennemsigtigt. Tilsæt kyllingen, krydr med salt og peber og steg til den er gyldenbrun.
2. Når kyllingen er tilberedt, tilsættes grøntsagerne én ad gangen, kog i et par minutter, før den næste tilføjes. Til sidst tilsættes osten og koges i yderligere 5 minutter, så den smelter, ret krydderierne.
3. Servér tråden meget varm ledsaget af majstortillas, salsa og citron.

25. Keto Taquitos De Arracera

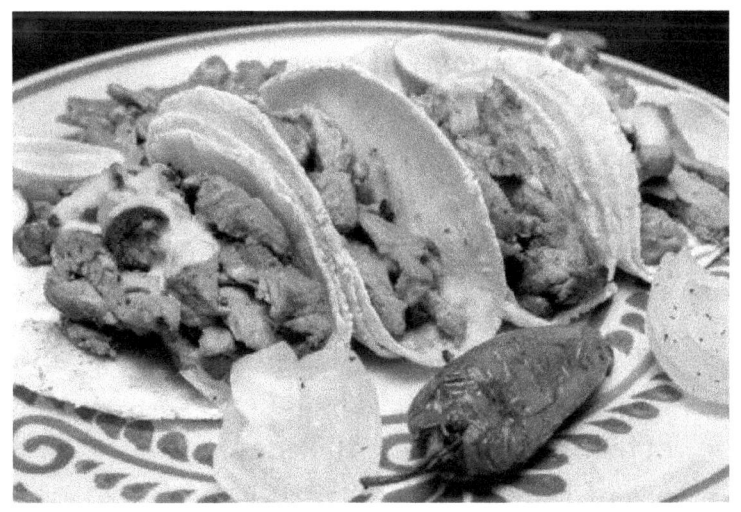

INGREDIENSER

- 3/4 kopper mandelmel, 40 g, sigtet, til tortillaen
- 1 kop San Juan® Æggehvide, 375 ml
- 1 tsk bagepulver, 3 g, sigtet til omeletten
- smag af salt, til omeletten
- efter smag af peber, til omeletten
- nok af madlavningsspray, til omeletten
- 1/4 løg, til saucen
- 1 fed hvidløg, til saucen
- 1/2 kopper agurk, uden skræl eller frø, i tern, til saucen
- 2 avocadoer, kun frugtkødet, til saucen

- 2 stykker serrano peber, uden hale, til saucen
- 3/4 kopper koriander, blade, til saucen
- 3 spsk grønmynte, blade, til saucen
- 3 spsk citronsaft, til saucen
- 3 spsk vand, til saucen
- smag af salt, til saucen
- efter smag af peber, til saucen
- 2 spsk olivenolie, til kødet
- 1/2 kop løg, i strimler, til kødet
- 500 gram flankebøf, i mellemstore strimler
- efter smag af salt, til kødet
- efter smag af peber, til kødet
- nok af rødløg, syltede, til at ledsage
- efter smag af serrano peber, skåret i skiver, til at ledsage
- nok af korianderblad, til at ledsage

FORBEREDELSE

1. Ved hjælp af en ballon blander du mandelmelet med San Juan® Æggehvide i en skål og bagepulveret, indtil det er integreret, du vil bemærke, at hviderne vil svampe lidt, krydre med salt og peber og afslutte integrationen.

2. Kom lidt madlavningsspray i en teflonpande (gerne den størrelse du vil lave tortillaerne) tilsæt lidt blanding og kog ved svag varme, når overfladen begynder at få små bobler, vend tortillaen med en spatel og kog et par stykker flere minutter. Gentag indtil du er færdig med blandingen. Opbevar varmt indtil brug.
3. Til saucen blendes løget med hvidløg, agurk, avocado, serranopeber, koriander, mynte, citronsaft, vand, salt og peber, indtil det er integreret. Reservér indtil brug.
4. Hæld olivenolie i en varm pande, svits løget til det er gennemsigtigt og steg flankebøffen i 8 minutter ved middel lav varme, smag til med salt og peber.
5. Forbered dine tacos! Fordel sauce på en tortilla, læg flankebøffen i strimler, akkompagner med syltede løg, serranoskiver og koriander.

26. Keto mexicansk fisk tapet

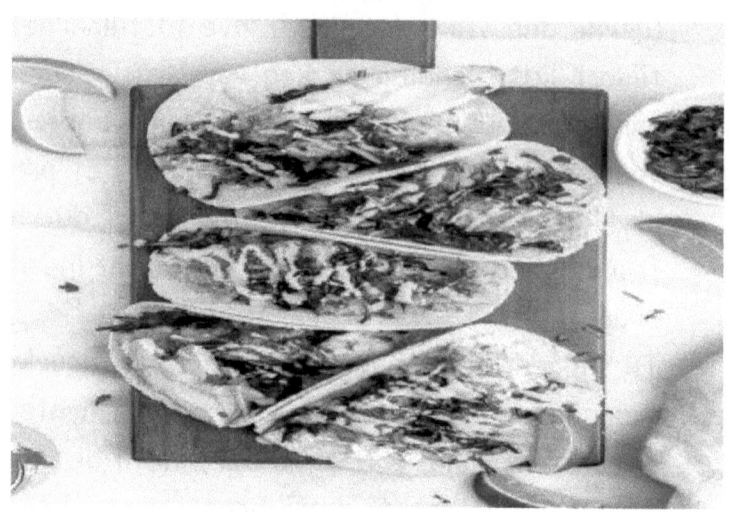

INGREDIENSER

- 4 rød snapsefileter, 280 g hver
- efter smag af hvidløgspulver
- at smage af salt
- efter smag af peber
- 2 peberfrugter, skåret i strimler
- 2 cuaresmeño chile, finthakket
- nok af epazote, i blade
- nok af bananblad, ristet
- 2 stykker avocado, til guacamole
- 3 spsk citronsaft, til guacamole
- 1/4 kop løg, finthakket, til guacamole
- 2 spsk koriander, finthakket, til guacamole
- 2 teskefulde olie

FORBEREDELSE

1. Krydr rød snapperfileterne med hvidløgspulver, salt og peber.
2. Læg rødsnapsfileterne på bananbladene, tilsæt peberfrugt, cuaresmeño-peber og epazotebladene.
3. Dæk fisken med bananbladene og pakk ind som om det var en tamale, læg i en dampkoger og kog i 15 minutter ved svag varme.
4. I en skål ved hjælp af en gaffel moser guacamole avocadoen til en puré, tilsæt citronsaft, løg, smag til med salt, peber, tilsæt koriander og bland.
5. Anret på en tallerken, ledsaget af guacamole. Nyde.

27. Low Carb Kylling Tacos

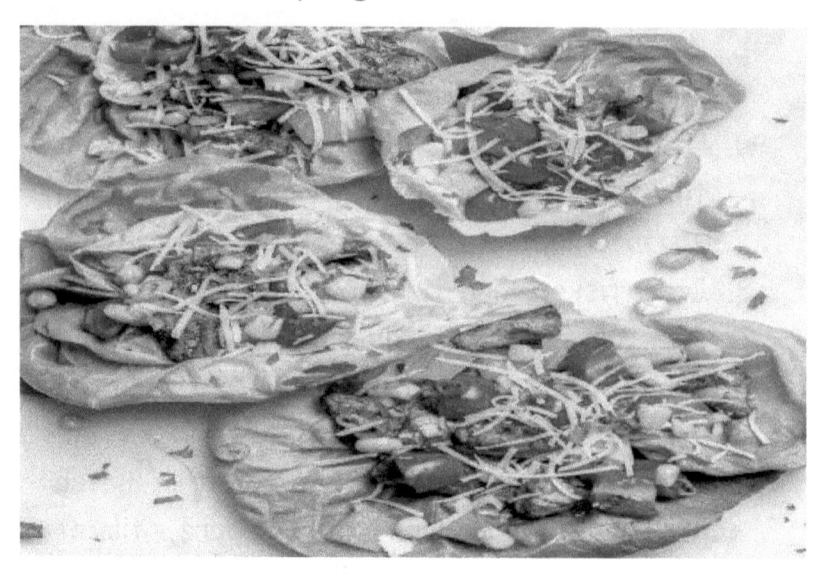

INGREDIENSER

- 1/2 kop græskar, italiensk, skåret i skiver
- 1 kop mandelmel
- 2 spsk majsstivelse
- 4 æg
- 1 1/2 kopper mælk
- at smage af salt
- nok af Nutrioli® sprayolie, til tortillaerne
- nok af Nutrioli® sprayolie til at sautere fajitas
- 1 kop løg, i tern
- 2 kopper kylling, i tern
- 1/2 dl grøn peberfrugt, skåret i tern

- 1/2 dl rød peberfrugt, skåret i tern
- 1/2 dl gul peberfrugt, skåret i tern
- 1 kop Manchego ost, revet
- nok af koriander, til at pynte
- nok af citron, til at ledsage
- nok af grøn sauce, til at ledsage

FORBEREDELSE

1. Blend græskar, mandelmel, majsstivelse, æg, mælk og salt.
2. Tilsæt Nutrioli® Spray Oil i en slip-let bradepande og form tortillaerne ved hjælp af en ske. Kog 3 minutter på hver side. Reservation.
3. Tilsæt Nutrioli® Spray Oil, løget, kyllingen, salt og peber i en stegepande ved middel varme. og kog i 10 minutter.
4. Tilsæt peberfrugt og kog i 5 minutter; tilsæt osten og kog indtil den er smeltet.
5. Form tacos, pynt med koriander og server med citron og grøn sauce.

28. Quinoa Yakimeshi

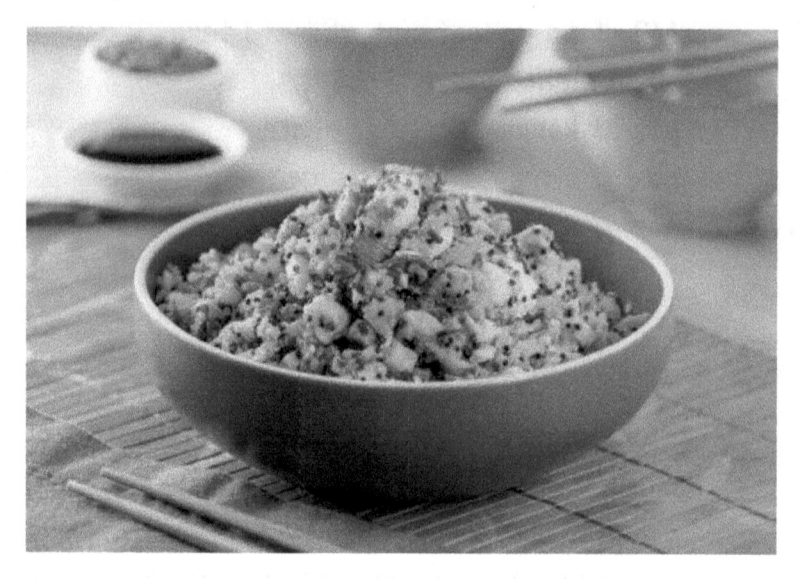

INGREDIENSER

- 1 kop Goya økologisk tricolor quinoa
- 1 1/2 dl vand
- at smage af salt
- 1 spsk olivenolie
- 1 spsk purløg
- 1 spiseskefuld løg
- 1/2 kop gulerod
- 1/2 kop græskar
- 1 1/2 kopper kylling
- 1 æg
- 1/4 dl sojasovs
- nok af purløg, til at pynte

FORBEREDELSE

1. Tilsæt Goya tricolor økologisk quinoa, vandet og saltet i en lille gryde. Dæk til og kog ved svag varme i 20 minutter. Reservation.
2. Tilsæt olivenolien i en frituregryde, tilsæt løg, purløg, gulerod og græskar. Tilsæt kyllingen og steg i 10 minutter.
3. Lav en cirkel i midten af gryden og hæld ægget i, bland til det er kogt og integreret.
4. Tilsæt Goya tricolor økologisk quinoa, sojasovsen og bland.
5. Pynt med purløg og server varm.

29. Agurkeruller fyldt med tunsalat

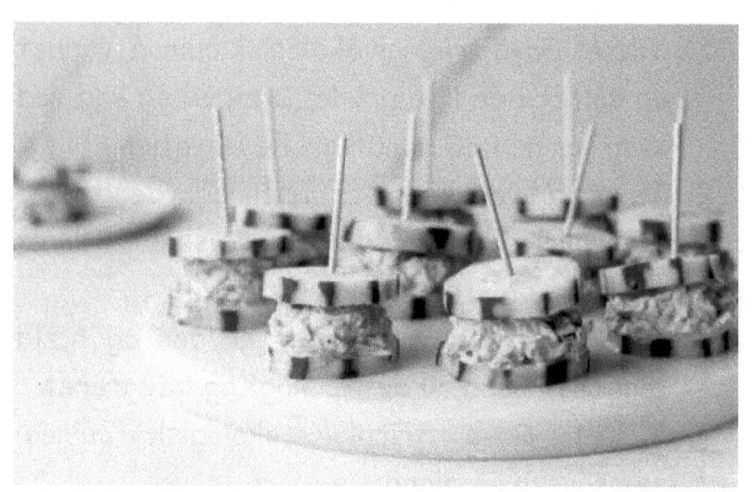

INGREDIENSER

- 1 agurk
- 1 kop tun på dåse, drænet
- 1 avocado i tern
- 1/4 kop mayonnaise
- 1 spiseskefuld citronsaft
- 1/4 kop selleri
- 2 spsk malet chipotle chile
- 1 cuaresmeño peber, finthakket
- nok salt
- nok af peber

FORBEREDELSE

1. Skær agurken ved hjælp af en skræller og fjern tynde skiver.
2. Bland tunen med avocadoen, mayonnaisen, citronsaften, sellerien, den malede chipotle, cuaresmeño peberen, og smag til med salt og peber.
3. Læg lidt tun på en af agurk-lamellerne, rul sammen og gentag med alle de andre. Server og pynt med cuaresmeño peber.

30. Ceviche fyldte avocadoer med Habanero

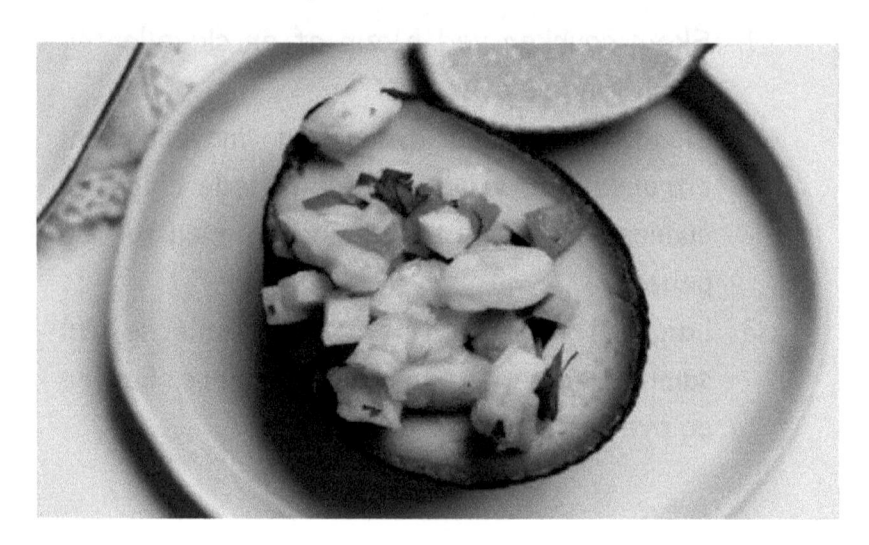

INGREDIENSER

- 400 gram hvid fisk, skåret i tern
- 1/2 kop citronsaft
- 1/4 kop appelsinjuice
- 1/2 spsk olivenolie
- 1 agurk, med skræl, i tern
- 2 tomatillos i tern
- 1 tomat, i tern
- 2 habanero peberfrugter, finthakket
- 1/4 rødløg, finthakket
- 1/2 kopper ananas, skåret i tern
- 1/4 kopper frisk koriander, finthakket
- 1 spsk æblecidereddike

- 1/2 tsk salt
- 1 tsk hvid peber, stødt
- 2 Avocado fra Mexico
- 1 radise i tynde skiver til pynt

FORBEREDELSE

1. Mariner fisken i en skål med citronsaft, appelsinsaft og olivenolie, stil på køl i cirka 20 minutter.
2. Tag fisken ud af køleskabet og bland med agurk, tomatillo, tomat, habanero peber, rødløg, ananas, koriander, æblecidereddike og smag til med salt og hvid peber.
3. Skær avocadoerne i halve, fjern kernen og skindet, fyld hver halvdel med ceviche og pynt med radiser.

31. Keto Chokoladekage

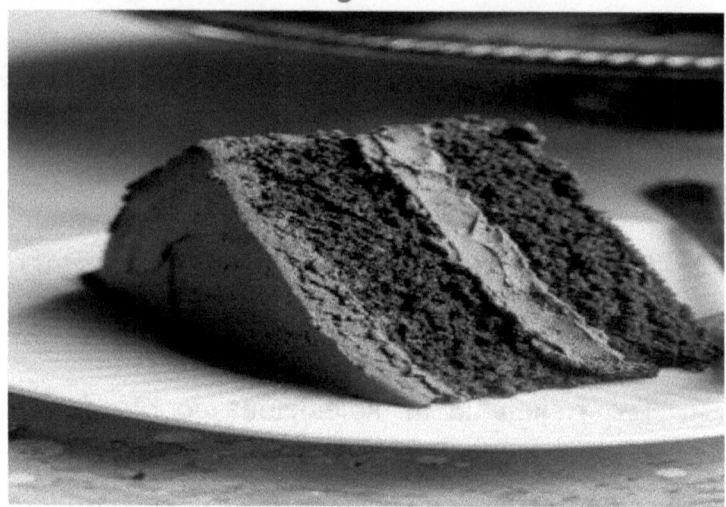

INGREDIENSER

- 10 æg
- 1 1/4 kopper munkefrugt
- 1 kop kokosmel
- 1 kop kakao
- 1/2 kop kokosmælk
- 1 spsk bagepulver
- 1 spsk bagepulver
- 1 kop mørk chokolade, smeltet
- 1/2 dl kokosolie, smeltet
- nok af kokosolie, til at smøre
- nok af kakao, til formen
- 1/2 kop kokosmælk
- 1 kop mørk chokolade
- 1 kop mandel, fileteret, til dekoration
- 1 kop hindbær, til pynt

- nok af chokolade, i spåner, til at pynte

FORBEREDELSE

1. Forvarm ovnen til 170°C.
2. I en blenderskål piskes æggene med munkefrugten, indtil de fordobles i størrelse, tilsæt gradvist kokosmel, kakao, kokosmælk, natron, bagepulver, mørk chokolade og olie. kokosnød. Pisk indtil det er inkorporeret og få en homogen blanding.
3. Smør en kageform med kokosolie og drys med kakao.
4. Hæld kageblandingen i og bag i 35 minutter, eller indtil den indsatte tandstik kommer ren ud. Lad køle af og løs formen.
5. Varm kokosmælken op i en gryde ved middel varme til bitumenen, tilsæt den mørke chokolade, og rør rundt, indtil den er helt smeltet. Sæt på køl og opbevar.
6. Pisk frostingen til den fordobles i størrelse.
7. Dæk kagen med bitumen, pynt med ristede mandler, hindbær og chokoladespåner.
8. Skær en skive og nyd.

32. Marielle Henaine

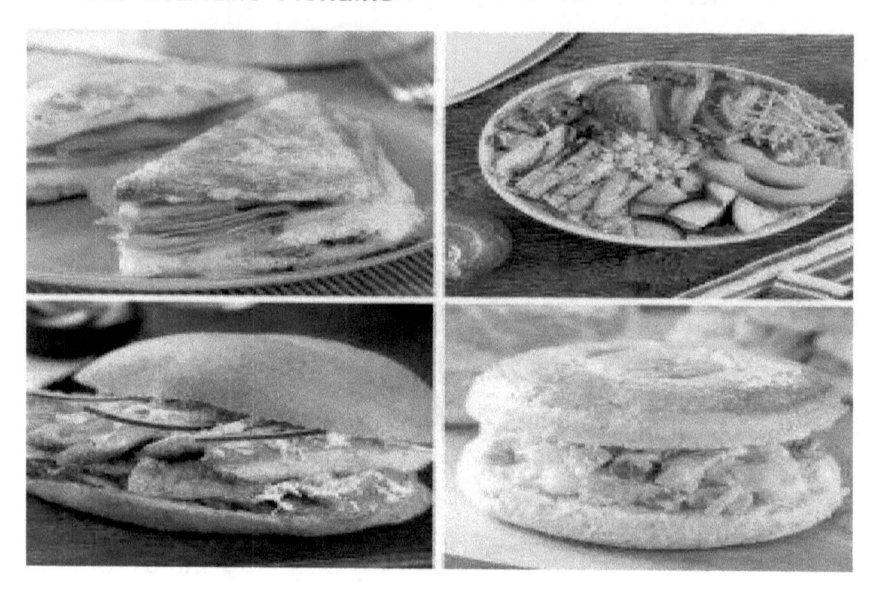

INGREDIENSER

- nok vand
- nok salt
- 2 kopper blomkål, skåret i små stykker
- 1 kop flødeost
- 1/3 kop smør
- 1 spsk oregano
- nok salt
- nok hvid peber
- nok af purløg

FORBEREDELSE

1. I en gryde med kogende vand tilsættes salt og blomkål, kog indtil glat. Dræn og afkøl.
2. Kom blomkål, flødeost, smør, salt og peber i processoren. Behandl indtil du får en meget glat puré.
3. Kog pureen på en pande ved middel varme til at tykne, tilpas krydderi og server med hakket purløg.

33. Chayoter fyldt med Salpicón

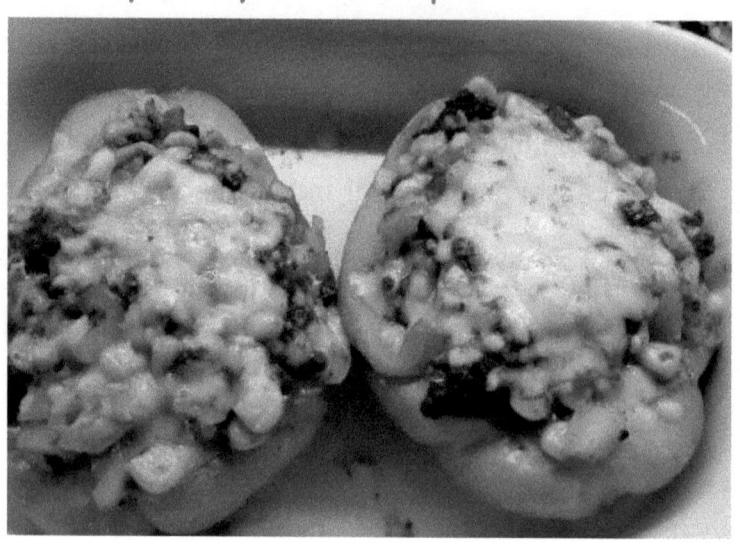

INGREDIENSER

- nok vand
- 1 knivspids salt
- 2 chayoter, skrællet og halveret
- 1 1/2 kopper oksebryst, kogt og strimlet
- 1/4 dl rødløg, finthakket
- 2 grønne tomater i tern
- 2 syltede serrano peber, skåret i skiver
- 1 kop salat, finthakket
- 1 spsk oregano, tørret
- 1/4 dl citronsaft
- 2 spsk olivenolie
- 1 spiseskefuld hvid eddike

- knivspids salt
- nok af peber
- 1/2 avocado, skåret i skiver

FORBEREDELSE

1. I en gryde med kogende vand og salt koges chayoterne, indtil de er bløde, cirka 15 minutter. Fjern, dræn og reserver.
2. På et bræt og ved hjælp af en ske udhules chayoten og fyldet hakkes fint.
3. Til salpicón blandes i en skål det strimlede kød med lilla løg, grønne tomat, serrano peber, salat, koriander, oregano, citronsaft, olivenolie, eddike, chayote, der fylder salt og peber.
4. Fyld chayoterne med salpicón og pynt med avocado.

34. Kyllingebouillon Med Blomkålsris

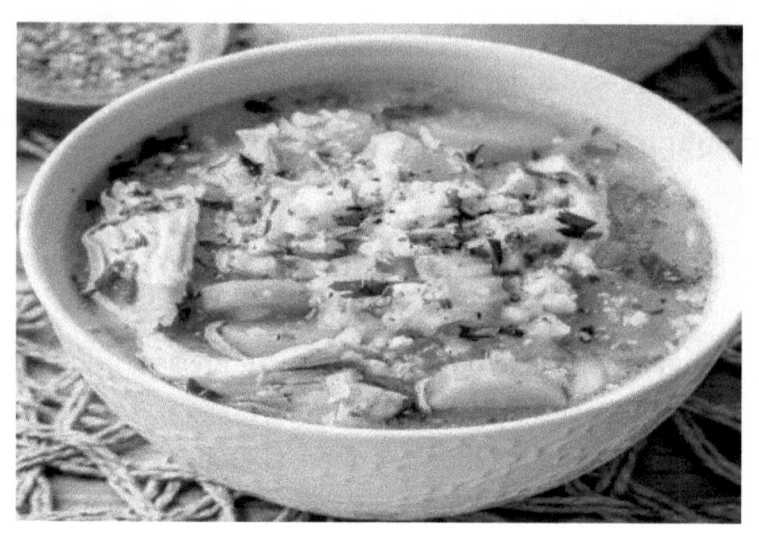

INGREDIENSER

- 2 liter vand
- 1 kyllingebryst, udbenet og uden skind
- 1 fed hvidløg
- 2 laurbærblade
- nok salt
- 1 blomkål, skåret i små stykker
- 2 chayoter, afskallede og skåret i tern
- 2 græskar, i tern
- 2 serrano peberfrugter, finthakket
- nok af avocado, skåret i skiver, til at servere
- nok frisk koriander, finthakket, til at servere
- nok af citron, til at servere

FORBEREDELSE

1. Til bouillonen opvarmes vandet i en gryde og kyllingebrystet koges med hvidløg, laurbærblad og salt. Dæk til og kog indtil brystet er kogt, cirka 40 minutter.
2. Fjern kyllingebrystet, afkøl og riv. Si hønsebouillonen for at fjerne urenheder og fedt.
3. Blend blomkålen i en foodprocessor, indtil meget små stykker har en "ris" konsistens.
4. Kom bouillonen tilbage til kogning tildækket, når den koger, tilsæt chayotes og kog i et par minutter uden at afdække gryden. Tilsæt græskar og serrano peber, kog indtil de er bløde. Når grøntsagerne er kogte, tilsæt blomkål og kylling, kog 5 minutter mere og krydr.
5. Server hønsebouillonen med avocado, koriander og et par dråber citron.

35. Coleslaw og kylling

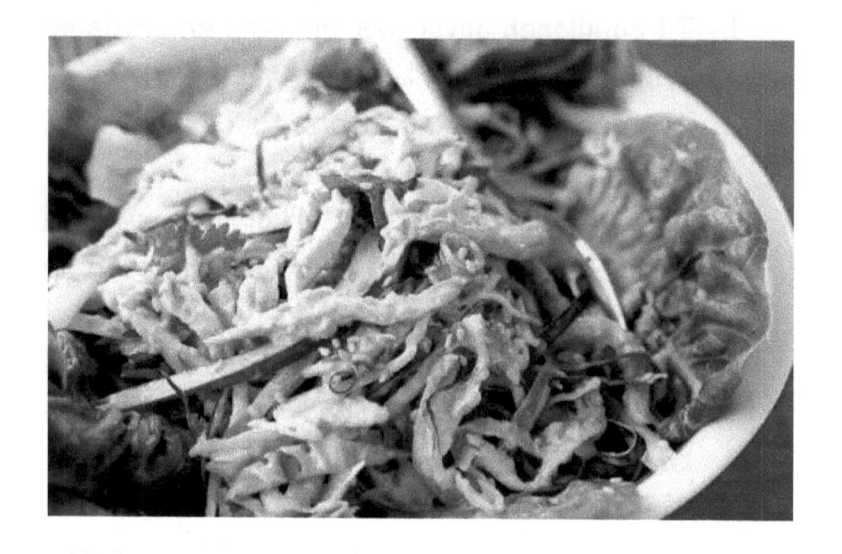

INGREDIENSER
- 1 kyllingebryst, kogt og strimlet
- 1 kop hvidkål, skåret i strimler
- 1 kop mayonnaise
- 2 spsk sennep
- 1 spiseskefuld hvid eddike
- nok salt
- nok af peber

FORBEREDELSE
1. I en skål blandes kyllingen med kål, mayonnaise, sennep, eddike, smag til med salt og peber.
2. Server og nyd.

36. Stegt kylling med Guajillo

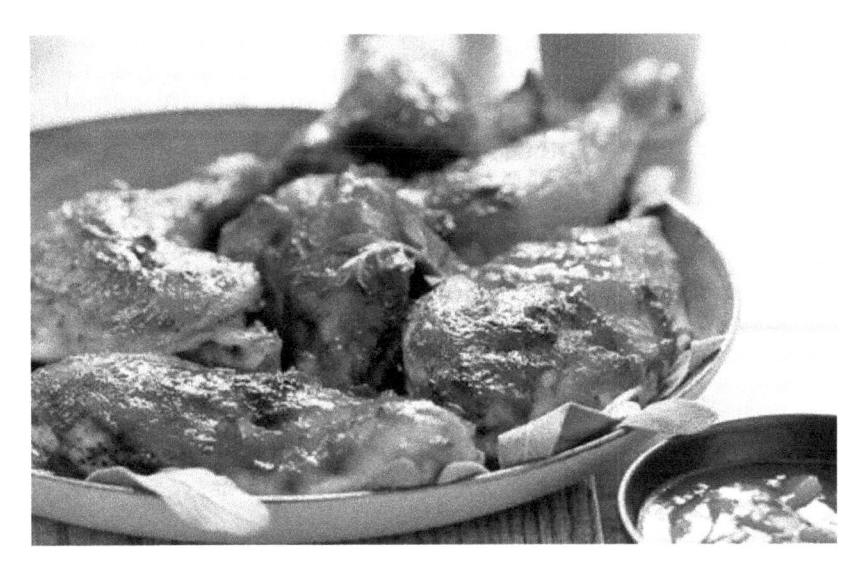

INGREDIENSER

- 2 fed hvidløg
- 7 guajillo chili, fjernet og frøet
- 1 kop smør, ved stuetemperatur
- 1 spsk løgpulver
- 1 spsk oregano, tørret
- 1 spiseskefuld salt
- 1/2 spsk peber
- 1 kylling, skind på, renset og sommerfuglskåret (1,5 kg)

FORBEREDELSE

1. Forvarm ovnen til 220°C.
2. Rist hvidløg og guajillo chili på en comal. Fjern og blend indtil du får et fint pulver.
3. I en skål blandes smørret med guajillo chilipulver og hvidløg, løgpulver, oregano, salt og peber.
4. Pensl kyllingen med smørblandingen på alle sider, også mellem skindet og kødet. Læg det på en bageplade og bag i 45 minutter.
5. Tag kyllingen ud af ovnen, glasér igen med smør og sænk ovntemperaturen til 180°C.
6. Bages igen i 15 minutter mere eller indtil de er gennemstegte. Fjern og server, ledsages med en grøn salat.

37. Poblano Broccoli Ris

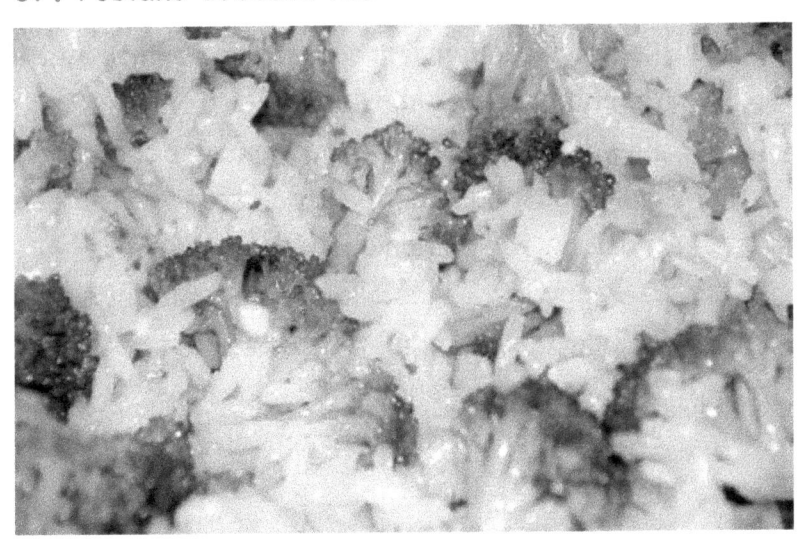

INGREDIENSER

- 1 broccoli, (1 1/2 kop) skåret i små stykker
- 1 fed hvidløg
- 2 poblano peberfrugter, tatemados, svedige, uden skind og frø
- 1/2 kop grøntsagsbouillon
- 1 spsk løgpulver
- nok salt
- 1 spsk olie
- 1 kop poblano rajas
- nok af frisk koriander, til at pynte

FORBEREDELSE

1. Kom broccolien i processoren og mos indtil den har en "ris" konsistens.
2. Blend hvidløget med poblano peberfrugten, grøntsagsbouillonen, løgpulveret og saltet, indtil du får en homogen blanding.
3. I en gryde varmes olien op ved middel varme og broccolien koges i et par minutter. Tilsæt den forrige blanding og skiverne, kog ved svag varme, indtil væsken er opbrugt. Ret krydderier.
4. Server risene pyntet med koriander.

38. Græskar fyldt med cremet kyllingesalat

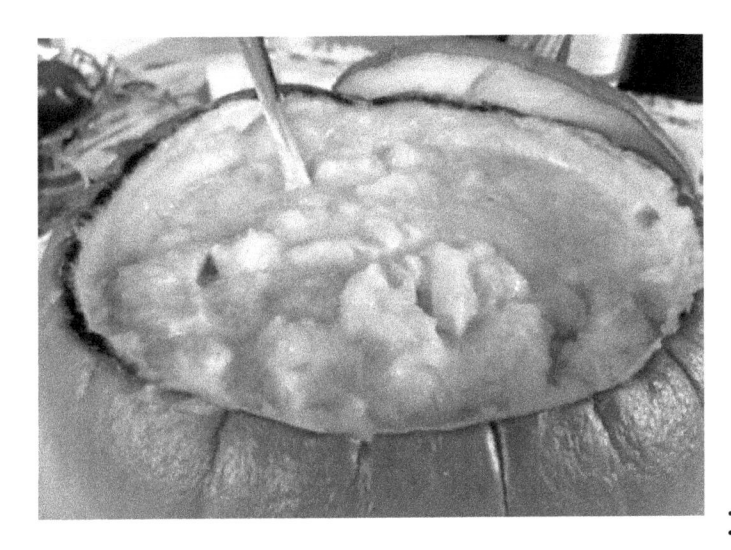

INGREDIENSER

- nok vand
- nok salt
- 4 grønne squash, italiensk
- 2 kopper kylling, kogt og strimlet
- 1/3 dl mayonnaise, chilipeber
- 1 spsk sennep, gul
- 1/4 kopper frisk koriander, finthakket
- 1/2 dl selleri, finthakket
- 1/2 kop bacon, stegt og hakket
- 1 spsk løgpulver
- 1/2 spsk hvidløgspulver
- nok salt
- nok af peber

- nok af frisk koriander, Blade, til at dekorere

FORBEREDELSE

1. Varm saltet vand op i en gryde, når det koger tilsættes græskarene og kog i 5 minutter. Dræn og afkøl.
2. Til salaten blandes den strimlede kylling med chilimayonnaisen (bland mayonnaise med tørret chilipulver og du er færdig), sennep, koriander, selleri, stegt bacon, løgpulver, hvidløgspulver, salt og peber.
3. Ved hjælp af en kniv skæres spidserne af græskarrene, halveres på langs og udhules ved hjælp af en ske.
4. Fyld squashen med salaten og pynt med frisk koriander. Det tjener.

39. Arrachera Salat Med Fin Urte Vinaigrette

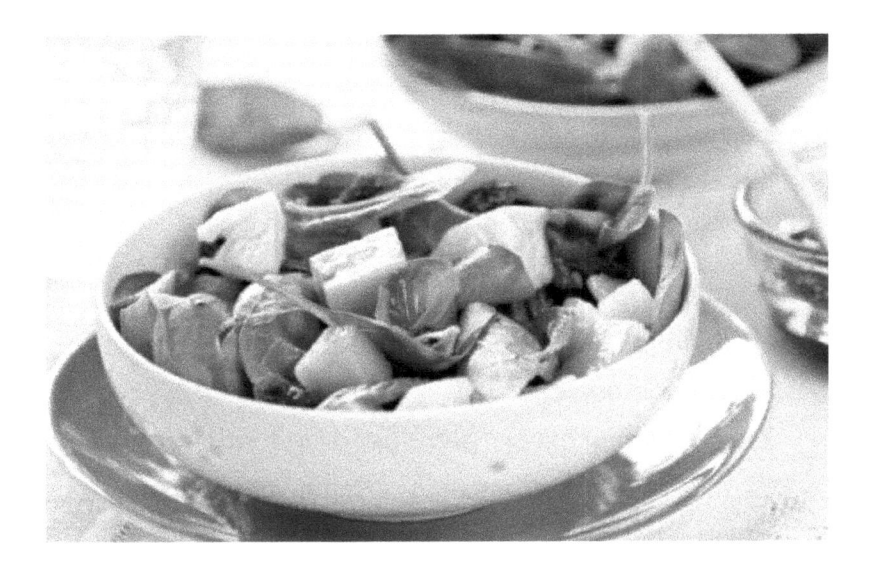

INGREDIENSER

- 400 gram flankebøf i tern
- nok salt
- nok af peber
- 1 spsk olivenolie
- 3 spsk hvid eddike, til vinaigretten
- 1/2 spsk dijonsennep, til vinaigretten
- 1/2 spsk frisk rosmarin, til vinaigretten
- 1/2 spsk tørret timian, til vinaigretten
- 1/2 spsk tørret oregano, til vinaigretten
- 1/2 kop olivenolie, til vinaigretten
- 2 kopper blandet salat, til salaten
- 1 kop babyspinat

- 1 kop artiskokhjerte, halveret

FORBEREDELSE

1. Krydr flanksteaken med salt og peber, og steg i en stegepande ved middel varme med olivenolie til den ønskede finish. Træk tilbage og reserver.
2. Til vinaigretten blendes den hvide eddike med sennep, rosmarin, timian, oregano, salt og peber. Uden at stoppe blandingen tilsættes olivenolien i form af en tråd, indtil den emulgerer, det vil sige, at blandingen er fuldstændig integreret.
3. I en skål blandes salaten med spinaten, artiskokhjerterne, flankebøffen og vinaigretten. Server og nyd.

40. Sådan laver du kyllingefrikadeller i morita chilisauce

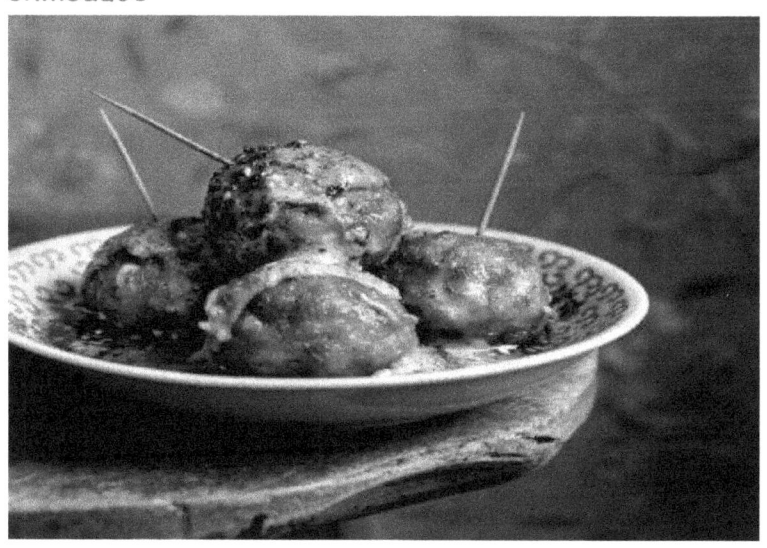

INGREDIENSER

- 500 gram hakket kyllingekød
- 1 spsk hvidløgspulver
- 1 spsk løgpulver
- 1 spsk persille, finthakket
- 1 spsk frisk koriander, finthakket
- nok salt
- nok af peber
- olivenolie skeer
- 2 kopper grøn tomat, i kvarte
- 2 fed hvidløg
- 2 morita peberfrugter, fjernet og frøet

- 1 kop hønsebouillon
- 1 gren frisk koriander
- 1/4 spsk stødt spidskommen, hel
- 1 spsk olivenolie
- nok af kinesisk persille, til at ledsage

FORBEREDELSE

1. Bland det hakkede kyllingekød med hvidløgspulveret, løgpulveret, persillen, korianderen, smag til med salt og peber.
2. Form frikadellerne ved hjælp af dine hænder og reserver.
3. Varm olien op ved middel varme i en gryde og steg tomater, hvidløg og chili i 5 minutter. Fyld med hønsebouillon, koriander og spidskommen, kog i 5 minutter. Køl lidt af.
4. Blend den forrige forberedelse, indtil du får en jævn sauce.
5. Steg saucen igen med lidt mere olie, kog i 10 minutter ved middel varme, tilsæt frikadellerne, og læg låg på og kog til frikadellerne er kogte.
6. Server frikadellerne og pynt med persille.

41. Skorpe fyldt med kød med nopales

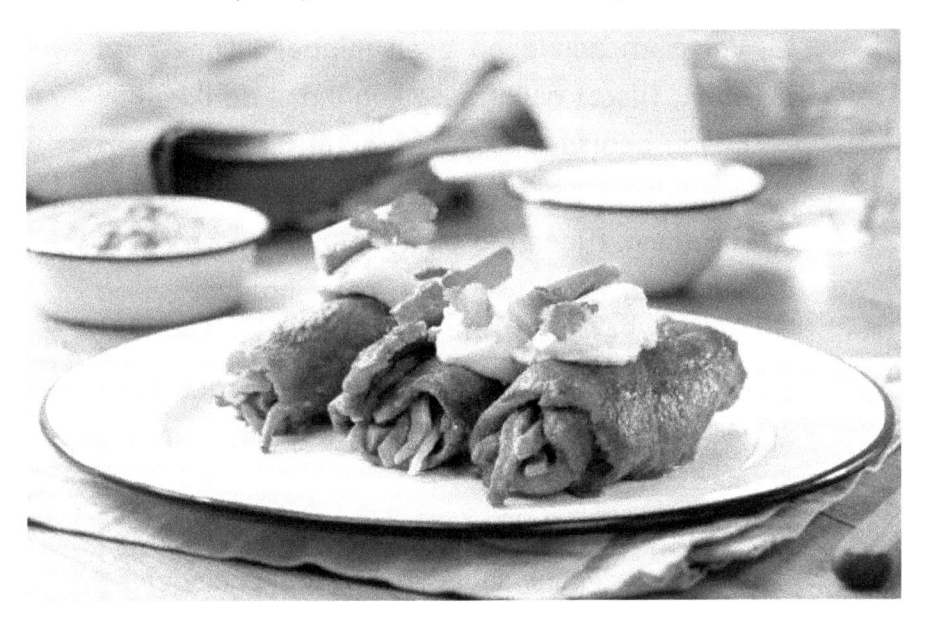

INGREDIENSER

- 1 spsk olie
- 1 kop nopal i tern
- 500 gram oksebøf, hakket
- 1 kop Manchego ost, revet
- 1 kop gouda ost, revet
- 1/2 dl parmesanost, revet
- nok af grøn sauce, til at servere
- 1/2 avocado, til servering, skåret i skiver
- nok af frisk koriander, frisk, til at servere
- nok af citron, til at servere

FORBEREDELSE

1. Varm en pande op over middel varme med olien, tilsæt nopales og kog indtil de ikke har nogen babita, kog derefter oksebøffen med nopales og smag til med salt og peber efter din smag. Fjern fra varmen.
2. Varm en stegepande op over høj varme og kog ostene, indtil der dannes en skorpe, tag den af panden og fold den til en tacoform, lad den stivne. Gentag indtil du er færdig med ostene.
3. Fyld osteskorperne med kødet og server med den grønne sauce, avocado, koriander og citron.

42. Græskar Spaghetti Med Avocado Creme

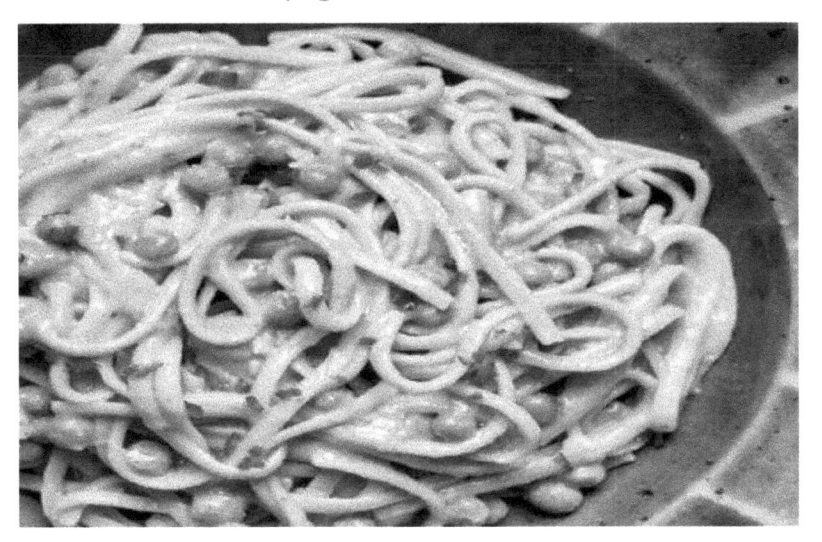

INGREDIENSER

- 2 avocadoer
- 1/4 kopper koriander, kogt
- 1 spiseskefuld citronsaft
- 1 knivspids salt
- 1 knivspids peber
- 1/2 spsk løgpulver
- 1 fed hvidløg
- 1 spsk olivenolie
- 4 kopper græskar, i nudler
- 1 spiseskefuld salt
- 1 spsk peber
- 1/4 kop parmesanost

FORBEREDELSE

1. Til saucen forarbejdes avocadoen med koriander, citronsaft, salt, peber, løgpulver og hvidløg, indtil du får en jævn puré.
2. Varm en pande op ved middel varme med olien, kog græskarnudlerne, smag til med salt og peber, tilsæt avocadosaucen, bland og kog i 3 minutter, server med lidt parmesanost og nyd.

43. Blomkålomelet Med Spinat Og Serrano Chile

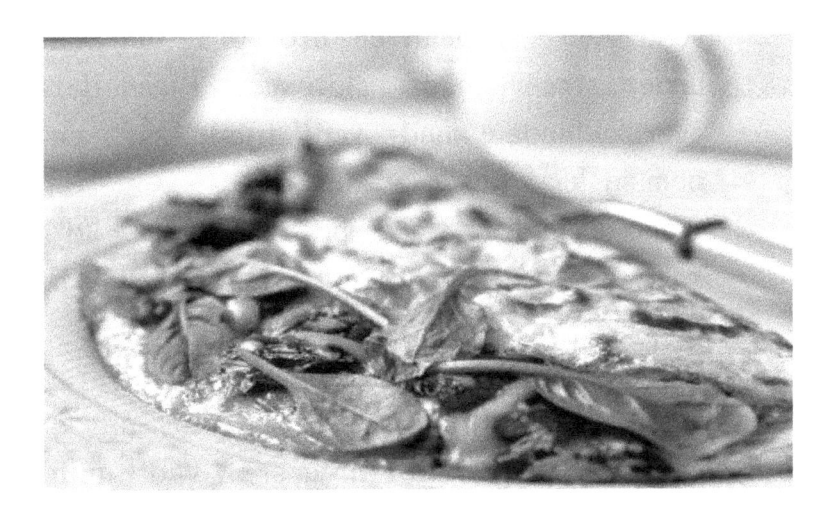

INGREDIENSER

- 1/2 kop vand
- 2 kopper spinatblad
- 3 serrano peberfrugter
- 1 kop majsmel
- 4 kopper Blomkål Eva® Bits, 454 g
- 1 spsk hvidløgspulver
- at smage af salt
- efter smag af peber
- nok af kylling tinga, til at ledsage

FORBEREDELSE

1. Hæld Blomkål Eva Bits i en gryde med varmt vand. Kog i 4 minutter, afdryp og køl ned under strømmen af koldt vand. Fjern det overskydende vand ved hjælp af en bomuldsklud. Reservér indtil brug.
2. Blend spinaten, serranopeberen med lidt koldt vand, indtil du har en dejagtig blanding. Reservér indtil brug. Si og gem frugtkødet.
3. I en skål, læg Blomkåls-Eva Bits, hvidløgspulveret, majsmel, spinatkød, salt og peber, og bland indtil integreret. Ved hjælp af dine hænder, form bolde og reserver.
4. Læg en plastik i en tortillapresse og tryk på kuglen for at danne tortillaen.
5. Tilbered tortillaen på begge sider på en kogal over medium varme, indtil den er let gyldenbrun.
6. Ledsager din tortilla med kyllingtinga.

44. Brændt blomkål med æg og avocado

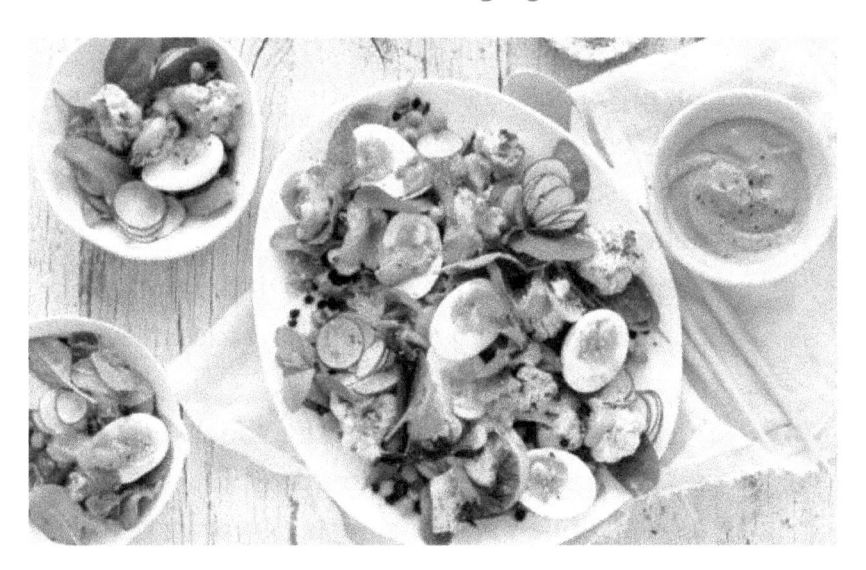

INGREDIENSER

- 1 blomkål
- 1 spsk olivenolie
- 1/4 kop parmesanost
- 2 spsk hvidløgspulver
- 1 spiseskefuld salt
- 1 spsk peber
- 4 æg
- 1 avocado, skåret i tern
- nok af oregano, frisk

FORBEREDELSE

1. Forvarm ovnen til 200°C.
2. Skær blomkålsskiver 1 til 2 fingre tykke, læg på en bageplade. Bad med olivenolie, parmesanost, hvidløgspulver, lidt salt og peber.
3. Bages i 15 minutter, eller indtil blomkålen er gennemstegt og gyldenbrun. Tag ud af ovnen og reserver.
4. Varm en stegepande op over middel varme og smør med lidt madlavningsspray. Knæk et æg og kog til den ønskede term. Krydr efter din smag.
5. Læg lidt avocado på hver skive blomkål, et stjerneklart æg, pynt med oregano, server og nyd.

45. Chayote Carpaccio

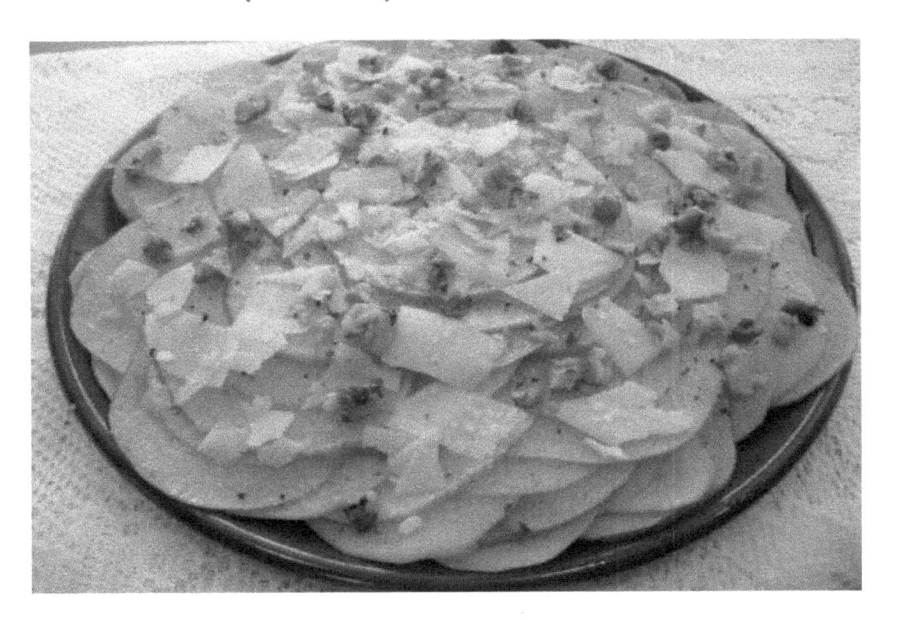

INGREDIENSER

- 4 chayoter
- at smage af salt
- 1/2 kop basilikum, til dressingen
- 1/2 kop mynte, til dressingen
- 1/4 kop gul citronsaft, til dressingen
- 1/4 kopper olivenolie, til dressingen
- 1/2 dl græskar, skåret i skiver
- 1 tsk chilipulver, til pynt
- nok af lucernekim, til at dekorere
- nok af spiselig blomst, til at dekorere

FORBEREDELSE

1. Skræl chayoterne på et bræt, skær dem i ½ cm tykke skiver. Reservation
2. Kog chayoterne i en gryde med vand i 5 minutter, tag dem af varmen og afdryp. Reservation.
3. Tilsæt basilikum, mynte, citronsaft og olivenolie i en processor, og kør i 3 minutter. Reservation
4. Læg chayoteskiverne på en tallerken, krydr med salt, tilsæt græskarskiverne, basilikum- og myntedressingen, smag til med chilipulveret, pynt med lucernekim og spiselige blomster. Nyde!

46. Grønne Blomkål Enchiladas Med Kylling

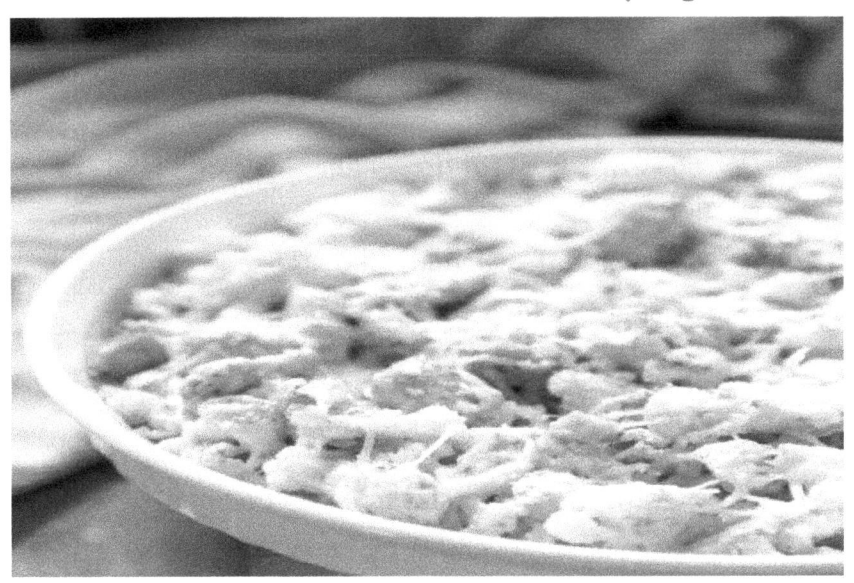

INGREDIENSER

- 4 kopper blomkål, revet, til blomkålstortillas
- 1/2 kop Chihuahua ost, fedtfattig, revet, til blomkålstortillas
- 2 æg, til blomkålsomeletterne
- 5 kopper vand, til den grønne sauce
- 10 grønne tomater, til den grønne sauce
- 4 serrano peberfrugter, til den grønne sauce
- 1/4 løg, til den grønne sauce
- 1 fed hvidløg, til den grønne sauce
- efter smag af salt, til den grønne sauce
- efter smag af peber, til den grønne sauce

- 1 spsk olivenolie, til den grønne sauce
- 2 kopper kyllingebryst, kogt og strimlet
- nok af Manchego ost med lavt fedtindhold til at gratinere
- nok af fedtfattig creme fraiche, til at ledsage
- at smage af avocado, til at ledsage
- at smage af løg, til at ledsage

FORBEREDELSE

1. Læg blomkålen i en skål, dæk med non-stick plastik, kog 4 minutter i mikrobølgeovnen. Si for at fjerne vandet og reserver.
2. Bland blomkålen med osten, æggene, smag til med salt og peber og bland indtil det er indarbejdet.
3. Læg blomkålsblandingen på en bakke beklædt med vokspapir og fordel den i størrelse og form. Bages i 15 minutter ved 180°C.
4. Fyld tortillaerne med den strimlede kylling og reserver.
5. I en gryde med vand, kog tomater, serrano peberfrugter, løg og hvidløg over medium varme. Lad afkøle, blend og reserver.
6. Varm olivenolien i en gryde ved svag varme, hæld saucen, smag til med salt og peber og kog i 10 minutter eller indtil den tykner.

7. Anret enchiladaerne på en forlænget tallerken, bad med den varme sauce, tilsæt Manchego-osten, lad dem gratinere i mikroovn i 30 minutter, pynt med fløde, avocado og løg.

47. Hav Og Land Keto spyd

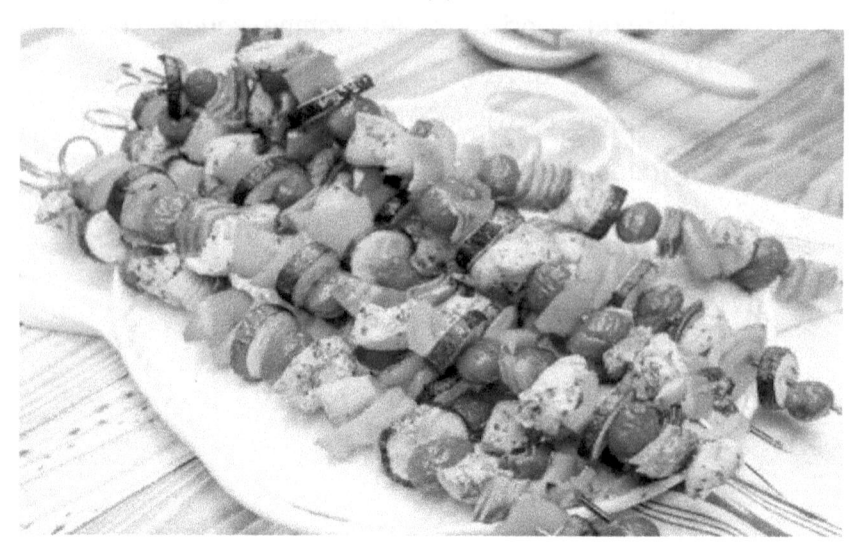

INGREDIENSER

- 1 kop græskar
- 1 kop rød peber
- 1 kop rejer, friske, medium
- 1 kop gul peberfrugt
- 1 kop oksefilet, i mellemstore tern, til spyd
- 1 kop grøn peber
- nok af madlavningsspray
- 1 kop mayonnaise, lys
- 1/4 dl koriander
- 1/4 kop persille
- 1 spiseskefuld citronsaft
- 1 spsk hvidløgspulver

- at smage af salt

FORBEREDELSE

1. Skær græskarret i skiver på et bræt. På samme måde skæres peberfrugterne i mellemstore firkanter og gemmes.
2. Sæt squash, rød peberfrugt, rejer, gul peberfrugt, oksebøf, grøn peberfrugt på spydpinde og gentag, indtil de er fyldt.
3. Tilbered på en grill med lidt madlavningsspray ved medium høj varme i 15 minutter.
4. Til korianderdressingen: Blend mayonnaise, koriander, persille, citronsaft, hvidløgspulver og salt, indtil det er glat.
5. Server spyddene med korianderdressingen og nyd.

48. Brændt Zucchini med hytteost

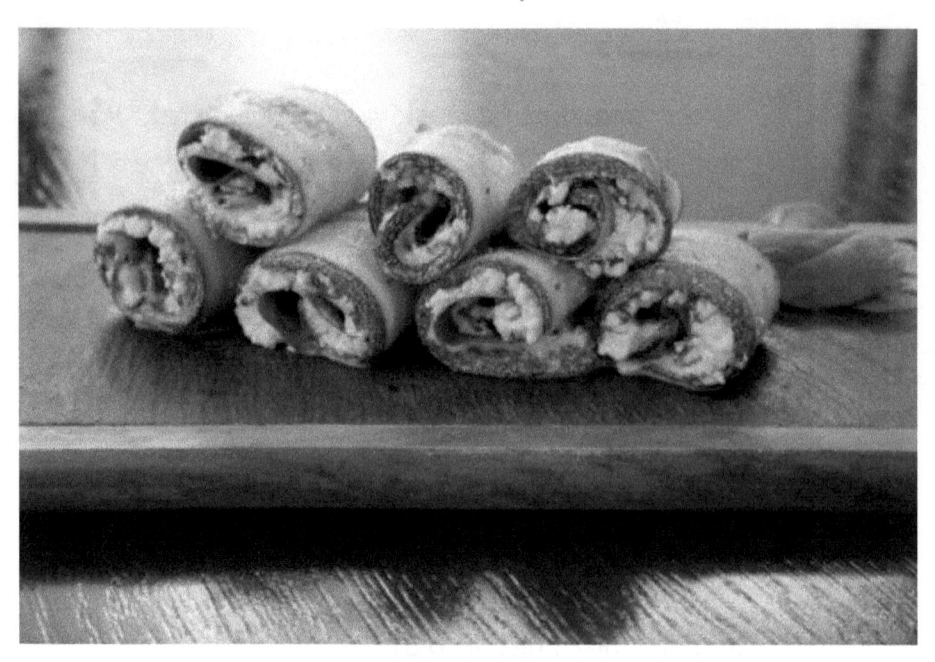

INGREDIENSER

- 3 zucchini, aflange
- 2 spsk olivenolie
- at smage af salt
- efter smag af peber
- 50 gram hytteost
- 1 spsk persille, hakket
- 1/2 tsk citronsaft, med kerner
- 2 kopper babyspinat, blade
- 1/2 dl basilikum, blade

FORBEREDELSE

1. Skær enderne af zucchinien på et bræt, skær dem på langs og pensl dem med olivenolie. Smag til med salt og peber.
2. På en varm grill ved middel varme placeres courgetteskiverne, grill på begge sider i cirka 5 minutter. Fjern fra varmen og reserver.
3. Bland hytteost, persille og citronsaft i en skål, indtil det er integreret.
4. Fordel græskarskiverne på et bræt, læg en halv ske af den forrige blanding 2 centimeter fra kanten af græskarret. Top med babyspinatblade efter smag og tilsæt et basilikumblad. Rul op.
5. Server straks og nyd.

49. Omelet Poblano

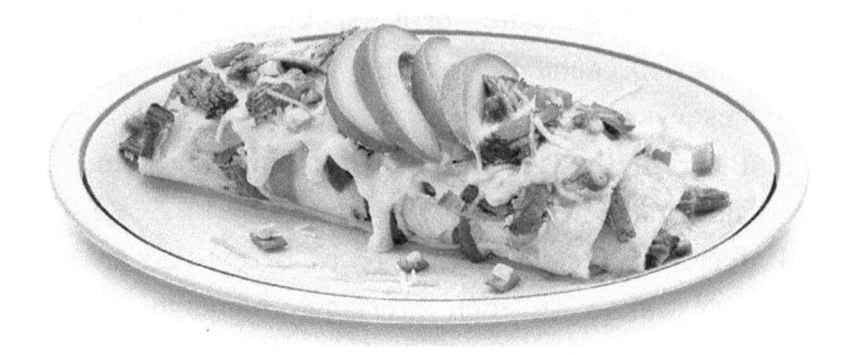

INGREDIENSER

- 1 Kop poblano peber, ristet og skåret i skiver, til saucen
- 1/4 løg, til saucen
- 1 fed hvidløg, til saucen
- 1/2 kop jocoque, til saucen
- 1 kop skummetmælk, let, til saucen
- smag af salt, til saucen
- efter smag af peber, til saucen
- 1 spsk olivenolie, til saucen
- 4 æg
- 2 spsk skummetmælk, let
- 1 tsk løgpulver

- nok af madlavningsspray
- nok af panela ost, i tern, til at fylde
- nok af rødløg, skåret i skiver, til at ledsage

FORBEREDELSE

1. Blend poblano-peberskiverne med løg, hvidløg, jocoque, skummetmælk, smag til med salt og peber.
2. Varm en gryde op over middel varme, varm olien op og hæld saucen ved, kog i 10 minutter, eller indtil den har en tyk konsistens.
3. Til omeletten piskes æggene med mælken, løgpulveret i en skål, smages til med salt og peber. Reservation.
4. I en teflonpande, tilsæt lidt olivenolie i spray og hæld den forrige forberedelse, kog 5 minutter ved svag varme på hver side. Fjern fra varmen og reserver.
5. Fyld omeletten med panelaost, anret på en forlænget tallerken, bad med poblanosaucen, pynt med rødløg og nyd.

50. Æggekage Med Asparges

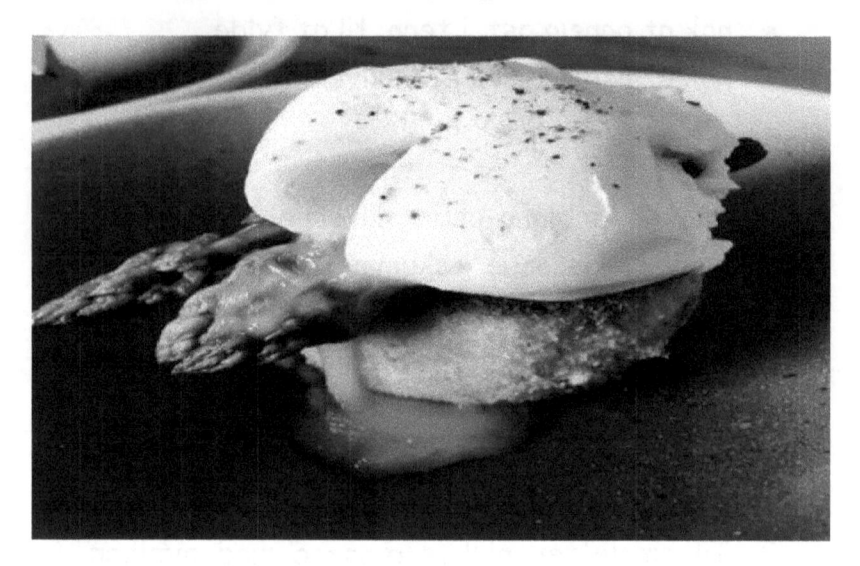

INGREDIENSER

- nok af madlavningsspray
- 12 æggehvider
- 1/2 kop løg
- 1/2 kop peberfrugt
- 1/2 kop asparges
- at smage af salt
- efter smag af peber
- 1/4 tsk hvidløgspulver

FORBEREDELSE

1. Forvarm ovnen til 175°C.
2. Spray cupcake panden med lidt madlavningsspray.
3. Tilsæt æggehvider, løg, peberfrugt, asparges, salt, peber og hvidløgspulver til en røremaskine og pisk i 5 minutter.
4. Hæld blandingen i cupcake-panderne, op til $\frac{3}{4}$ procent fyldt, og bag i 20 minutter eller indtil færdig. Afstøbning.
5. Server og nyd.

FANTASTISK LAV KULHYDRAT OPSKRIFT

51. PRIMITIV TORTILLA

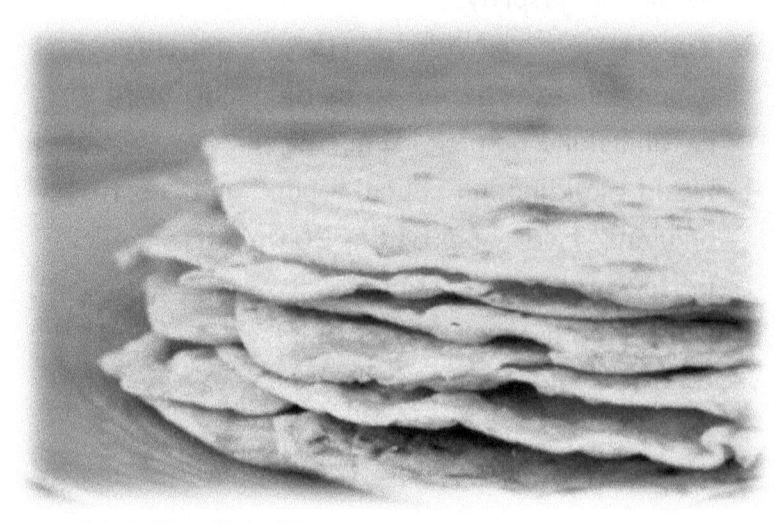

INGREDIENSER
- 1 spsk (15 ml) smør med salt
- 30 g hakkede svampe
- 30 g hakket løg
- 30 g hakket rød peber
- 4 mellemstore æg
- 30 ml mælkefløde
- 1/4 tsk (1 ml) salt
- 1/8 tsk (0,5 ml) friskkværnet peber 14 g revet cheddarost (valgfrit)

FORBEREDELSE
1. Dette er den typiske primitive morgenmad og en fantastisk måde at gradvist opgive den typiske kulhydratmorgenmad. Hvis du er vant til at starte dagen med korn, toast og juice, vil en lækker tortilla holde dig mæt i timevis og gøre dine første skridt i den palæolitiske og ketogene diæt til en sand fornøjelse.
2. Smelt halvdelen af smørret ved middel varme i en gryde. Tilsæt grøntsagerne og svits dem i fem til syv minutter. Fjern grøntsagerne fra panden.
3. I samme gryde smeltes resten af smørret. I en lille skål piskes æggene med fløde, salt og peber. Vip panden, så smørret dækker hele bunden. Hæld æggeblandingen og gentag bevægelsen.
4. Kog uden omrøring. Når ægget sætter sig på kanterne, skal du bruge en silikonespatel til at fjerne det fra siderne af panden. Vip panden, så æggeblandingen, der optager midten, kan nå kanterne.
5. Når æggeblandingen er krøllet, lægges grøntsagerne på en af tortillaens halvdele. Drys med halvdelen af osten (hvis brugt) og fold forsigtigt tortillaen, så den dækker

dem. Kom tortillaen på en tallerken og drys med resten af osten. Server straks.

52. ÆGGESALAT TIL MORGENMAD

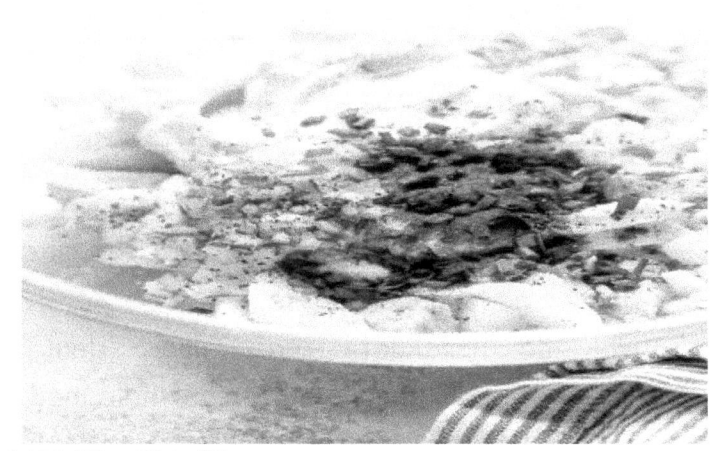

INGREDIENSER

- ½ mellemstor avocado
- 1/3 kop (75 ml) Primal Kitchen-mayonnaise eller anden mayonnaise egnet til den palæolitiske diæt (se note)
- 6 store hårdkogte æg
- 4 skiver bacon (uden tilsat sukker), kogt til det er sprødt
- 2 spsk (30 ml) meget hakket spidskål
- tsk (2 ml) tahini (se note) Friskkværnet peber

FORBEREDELSE

1. Denne velsmagende æggesalat er fantastisk serveret alene eller på en spinatbund. Du kan også riste en skive Keto brød let og tilberede en sandwich med salaten.
2. I en mellemstor skål knuses avocadoen med en gaffel. Tilsæt mayonnaisen og rør til det danner en homogen masse.
3. Hak de hårdkogte æg. Tilsæt dem til mayonnaiseblandingen og rør det hele med en gaffel, knus ægget (det skal være lidt tykt).
4. Hak baconen. Tilsæt stykkerne, purløg og tahin til æggeblandingen. Røre. Prøv at tilføje peber.

53. KOKOSMEL-CREPES MED MACADAMIANØD

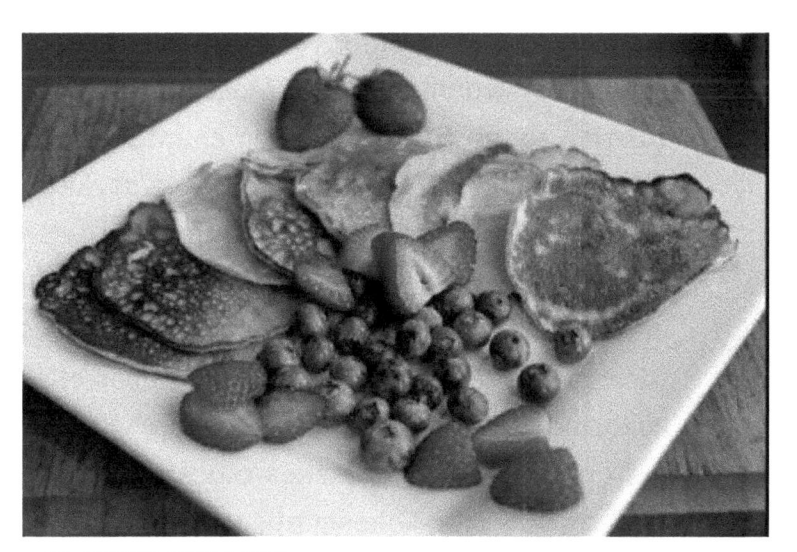

INGREDIENSER

- 3 store æg
- kop (60 g) smør uden smeltet sukker
- kop (60 g) tyk creme
- kop (60 g) sød kokosmælk
- teskefuld (2 ml) vaniljeekstrakt ¼ kop (30 g) kokosmel </
- ¼ teskefuld (1 ml) kosher salt
- teskefuld (2 ml) stødt kanel
- Sødemiddel egnet til den ketogene diæt, efter smag (valgfrit; se note)
- kop (30 g) hakkede eller malede macadamianødder Kokosolie til at smøre grillen

FORBEREDELSE

1. Kokosmel crepes er en fremragende erstatning for dem lavet med hvidt eller fuldkornshvedemel. Macadamianødder tilføjer sunde fedtstoffer og en interessant tekstur; lader du dem ligge i større stykker, får du knasende crepes. Du kan erstatte den tykke fløde med mere kokosmælk, hvis du ikke vil bruge mælkeprodukter. Serveres varm med smør, mandelsmør, kokossmør eller kokosmælksfløde.
2. I en mellemstor skål piskes æggene sammen med smør, fløde, kokosmælk og vanilje.
3. I en lille skål blandes mel, salt, gær, kanel og sødemiddel med en gaffel. Fjern klumper og tilsæt tørre ingredienser.
4. Hæld macadamianødderne og rør rundt. Dejen bliver tyk. Tilsæt vand meget lidt efter lidt, indtil det får den ønskede konsistens.
5. Varm en fladbundet grill eller pande op ved middel varme. Når den er klar, smøres den let med kokosolie. Sæt dejen på grillen til store spiseskefulde. Det vil være nødvendigt at bruge en ske eller spatel til at sprede dejen forsigtigt for at danne en tyndere

crepe, fordi dens tekstur ikke vil være den traditionelle dej.
6. Kog langsomt, flere minutter på hver side, indtil der dannes bobler. Vend om. Serveres varm.

54. HAMBURGERPANDE

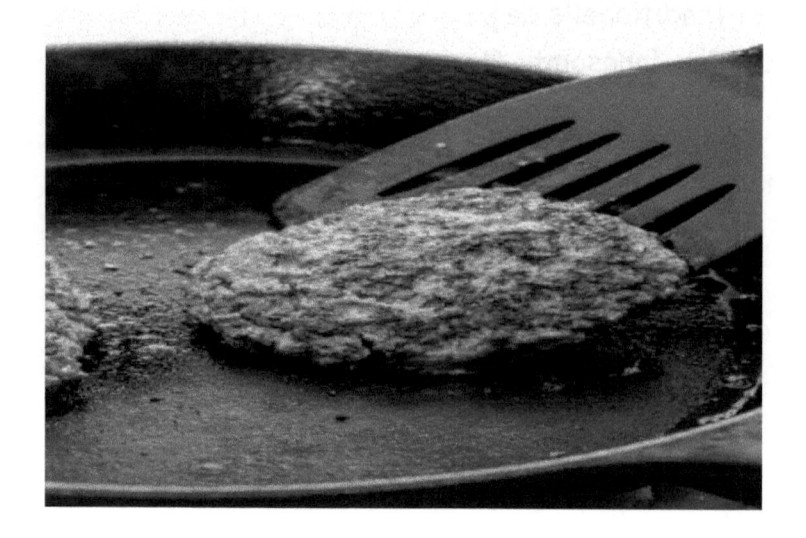

INGREDIENSER

- 900 g hakket oksekød
- 2 fed hvidløg i skiver
- 1 tsk (5 ml) tørret oregano
- 1 tsk (5 ml) kosher salt
- teskefuld (2 ml) sort peber 3 kopper (85 g) frisk babyspinat
- 1 ½ kop (170 g) revet ost (cheddar eller lignende) 4 store æg

FORBEREDELSE

1. Jeg vender mig til denne ret på ethvert tidspunkt af dagen, men især ved morgenmaden. Tilføj gerne et par stykker stegt bacon for at nyde en cheeseburger og bacon.
2. Forvarm ovnen til 200°C.
3. Brun farsen i en gryde, der passer til ovnen (f.eks. støbejern). Efter cirka fem minutter, når den er lidt færdig, sætter du den til side og tilsætter hvidløget. Sauter det i et minut eller deromkring og bland det med kødet. Tilsæt oregano, salt og peber og rør godt rundt.
4. Tilsæt håndfulde i håndfuld spinat, efterhånden som de bliver bløde. Så snart al spinaten er inkorporeret, tages gryden ud af ovnen. Tilføje
5. kop (120 g) ost og rør rundt.
6. Fordel kødet jævnt i gryden. Lav derefter fire huller i toppen af kødet og pil forsigtigt et æg i hver. Drys med resten af osten.
7. Bag ti minutter. Hviderne skal krølles og blommerne stadig flydende Lad dem stå i ovnen et par minutter mere for at få fastere blommer. Anret hver portion på en tallerken.

55. ROER HASH BROWNS

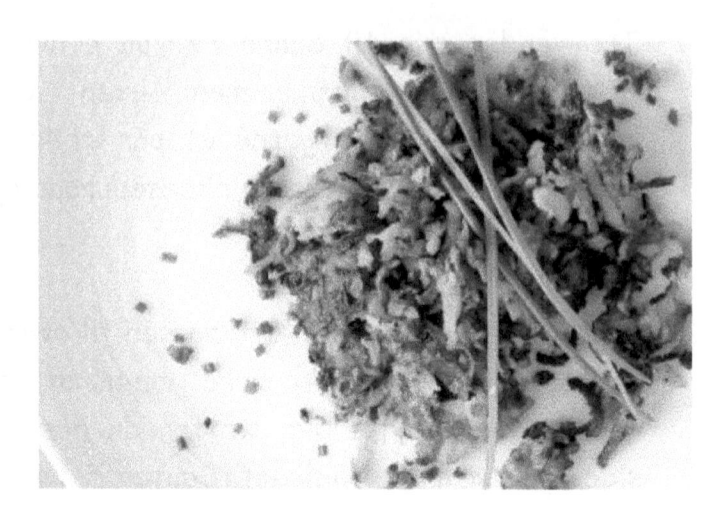

INGREDIENSER

- 2 mellemstore majroer (230 g) vasket og skrællet
- 1 stort æg
- 1 spsk (15 ml) kokosmel (valgfrit)
- 1 tsk (5 ml) kosher salt og lidt mere efter smag ½ tsk (2 ml) sort peber
- 2 spiseskefulde (30 ml) bacon eller smørfedt, eller mere, hvis det er nødvendigt
- creme fraiche (valgfrit)
- Hakket purløg (valgfrit)

FORBEREDELSE

1. Når du har prøvet disse hash browns, vil versionen med kartofler virke intetsigende i sammenligning. Server med en frittata for at nyde en komplet ketogen brunch.
2. Skær majroerne i julienne med et rivejern eller køkkenrobot.
3. Pisk ægget i en stor skål og tilsæt majroerne. Bland mel, salt og peber under omrøring.
4. Varm en stor fladbundet pande op ved middelhøj varme. Når det er varmt, tilsæt baconfedtet; Når det er smeltet, sænkes varmen lidt.
5. Rør roerne lidt mere og tilsæt dem i $\frac{1}{2}$ kop portioner (120 ml) cirka i varmt fedtstof. Klem dem lidt med en spatel for at flade dem. Kog i tre til fem minutter, indtil kanterne er gyldenbrune. Vend derefter rundt og steg på den anden side.
6. Anret på et fad og tilsæt lidt mere salt. Hvis det ønskes, dæk med en portion creme fraiche og pynt med purløg.

56. SKÅL MED GRÆSK YOGHURT MED MANDELSPRØD

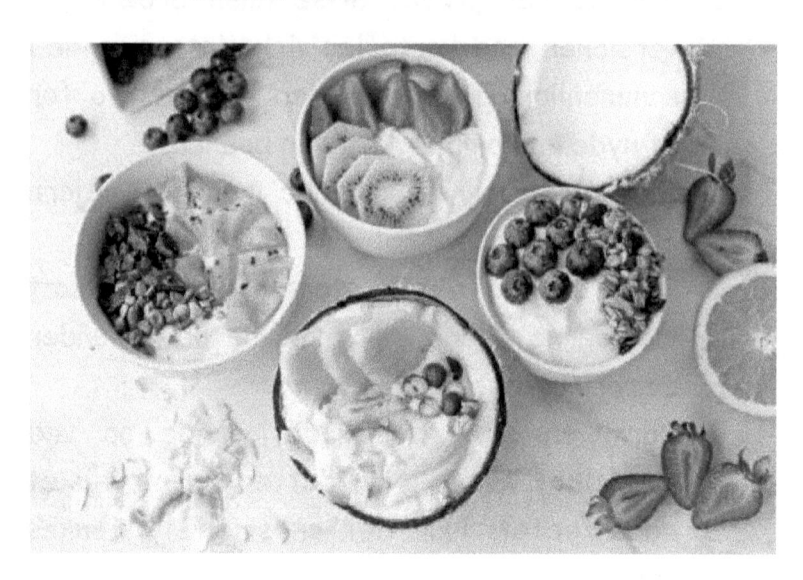

INGREDIENSER

- kop (15 g) usødede kokosflager 2 spsk (15 g) fileterede mandler
- 1 kop (250 ml) hel græsk yoghurt
- 1/3 kop (80 ml) sød kokosmælk
- Keto diæt sødemiddel, efter smag (valgfrit)
- 2 spsk (30 ml) rå mandelsmør (uden tilsat sukker)
- 2 spsk (15 g) kakaobønner
- Lidt stødt kanel

FORBEREDELSE

1. Kakaobønnerne er simpelthen de ristede bønner fra kakaoplanten, som chokoladen er lavet med. Men forvent ikke, at de smager det samme som din yndlingschokolade. Det er ren kakao, det vil sige uforarbejdet chokolade, uden sukker eller andre ingredienser. Kakaobønner har mange sundhedsmæssige fordele; For eksempel er de en fantastisk kilde til magnesium, jern og antioxidanter. De giver 5 gram kulhydrater pr. portion, men 0 sukker, så det er op til dig at bestemme, om du inkluderer dem i denne opskrift, og i så fald, hvor meget du gør.
2. Rist kokosflagerne i en lille stegepande ved middel-lav varme og uden fedtstof, indtil de er let brunede. Gentag operationen med de snittede mandler.
3. Bland ved at røre yoghurt, kokosmælk og sødemiddel, hvis det bruges. Fordel blandingen mellem to skåle. Tilsæt en spiseskefuld (15 ml) mandelsmør til hver og rør for at blande (der sker ikke noget, hvis alt er blandet). Drys lidt ristet

kokos, malede mandler, kakaobønner og kanel ovenpå.

57. FRITTATA MED HAKKET KØD, GRØNKÅL OG GEDEOST

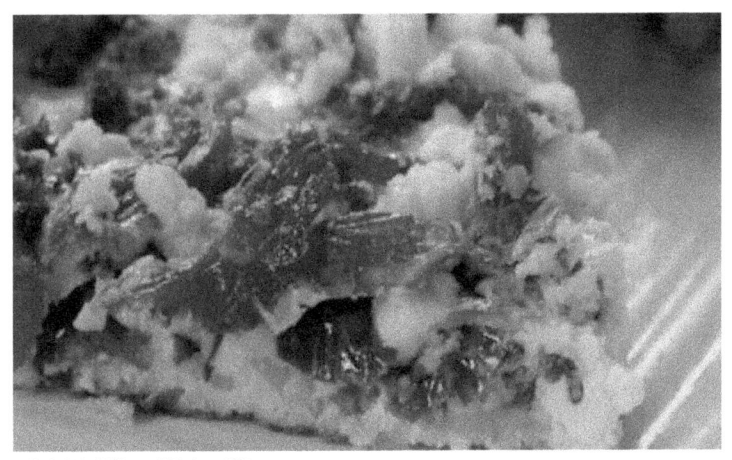

INGREDIENSER

- bundt grønkål (4 eller 5 blade), af enhver art 1 spsk (15 ml) avocadoolie
- 450 g hakket svinekød
- 1 tsk (5 ml) tørret salvie
- 1 tsk (5 ml) tørret timian
- $\frac{1}{4}$ tsk (1 ml) stødt muskatnød $\frac{1}{4}$ tsk (1 ml) hakket rød peber 1 lille løg eller $\frac{1}{2}$ store tern
- 2 fed hvidløg i skiver
- 8 store æg

- kop (120 ml) tyk creme
- 1 kop (90 g) revet gedeost eller mere efter smag

FORBEREDELSE

1. Enhver keto-diætentusiast bør vide, hvordan man laver en frittata. Du kan bruge den kombination af kød, ost, grøntsager, urter og krydderier, som du foretrækker.
2. Fjern de tykke stilke af grønkålsbladene med en skarp kniv. Skær stilkene i tern og hak bladene. Reservere.
3. Varm olien op ved middel varme i en stor grillegnet pande (for eksempel støbejern). Når det er varmt tilsættes svinekødet. Kog i fem minutter, rør af og til.
4. I en lille skål blandes salvie, timian, muskatnød og rød peber. Tilsæt det hele til kødet i gryden og rør godt rundt. Fortsæt med at koge i yderligere fem minutter, indtil svinekødet er gennemstegt.
5. Flyt kødet over i en skål med en hulske. Hvis der er meget fedt i gryden, skal du fjerne en del, så der kun er en eller to spiseskefulde tilbage (15 til 30 ml).

6. Tilsæt løg og grønkålsstilke i gryden. Sauter cirka fem minutter, indtil løget er blødt. Tilsæt hvidløg og rør i et minut. Afglasér eventuelt panden med lidt vand, og fjern de ristede partikler.
7. Tilsæt grønkålsbladene en håndfuld i håndfuld og rør rundt, indtil alle bladene er i gryden og lidt færdige. Kom kødet i gryden og bland godt.
8. Pisk æggene med fløden i en mellemstor skål. Hæld blandingen over kødet og grøntsagerne i gryden og danner et homogent lag. Kog uden omrøring i cirka fem minutter, indtil ægget begynder at stivne.
9. Stil ovnristen i medium højde (ca. 15 eller 20 cm fra toppen) og tænd for grillen. Dæk æggene med gedeost. Sæt gryden i ovnen og gratin til ægget sætter sig og gedeosten er let ristet. Hold øje med jævnligt, så det ikke brænder på.
10. Tag gryden ud af ovnen og lad den stå i et par minutter. Skær i trekanter og server.

58. BRAD-STIL KETOAVENA FLAGER

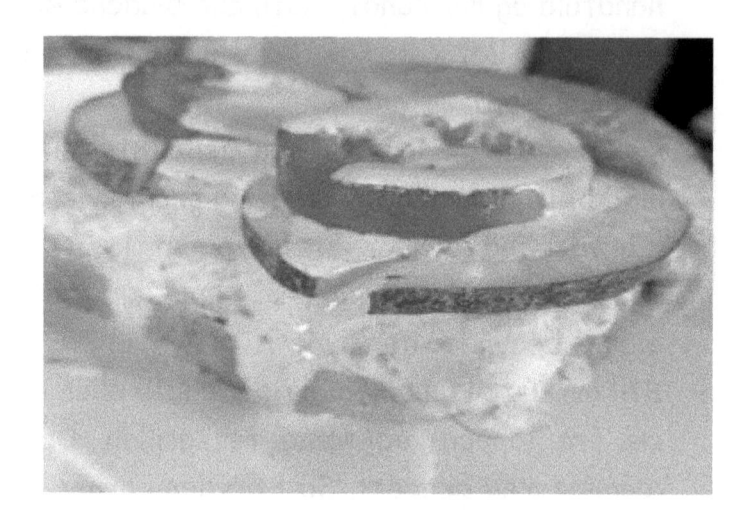

INGREDIENSER

- kop (120 ml) kokosmælk 3 æggeblommer
- ¼ kop (60 ml) kokosflager
- teskefuld (2 ml) stødt kanel
- 1 tsk (5 ml) vaniljeekstrakt
- kop (60 g) meget formalede nødder (nødder, mandler, pekannødder, macadamianødder eller en blanding)
- 2 spsk (30 ml) mandelsmør

- 1/8 tsk (0,5 ml) salt (uden det, hvis det indeholder mandelsmør og salt)
- 1 spiseskefuld (15 ml) kakaobønner (valgfrit)

Dækninger

- ¼ kop (60 ml) kokosmælk
- 2 teskefulde (10 ml) kakaobønner (valgfrit)

FORBEREDELSE

1. Dette er Brads svar til modstanderne af Keto-diæten, som hævder, at de ikke kan leve uden deres morgenmadsprodukter. Brad forhandler med Ritz-Carlton-hotellet om at tilføje denne ret til sin sunde morgenbuffet... Bare sjov! Gem æggehviderne til at forberede macarons.
2. Bland mælk og kokosflager, æggeblommer, kanel, vanilje, nødder, mandelsmør, salt og kakaobønner (hvis brugt) i en mellemstor gryde. Opvarm over medium-lav varme under konstant omrøring i tre eller fire minutter.
3. Server i to små skåle. Hæld i hver to spiseskefulde (30 ml) kokosmælk og en teskefuld kakaobønner. Spis med det samme.

59. ÆGGEMUFFINS I SKINKEFORME

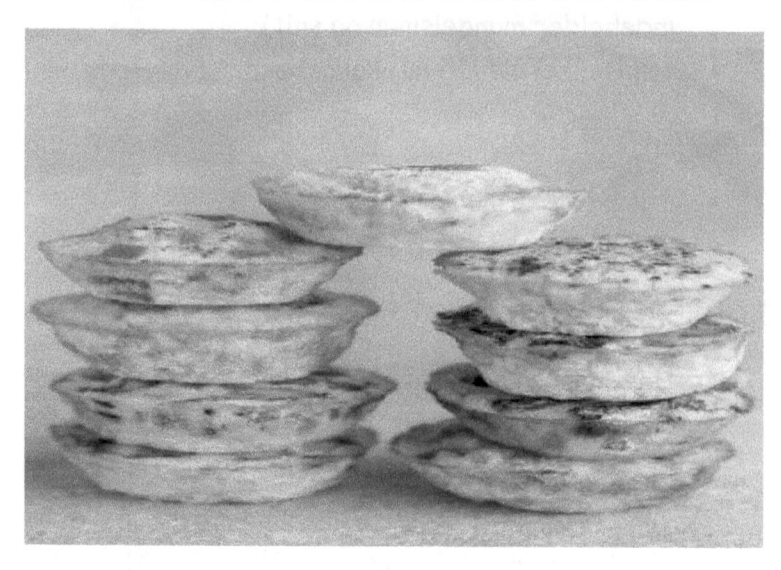

INGREDIENSER

- 1 spiseskefuld (15 ml) smeltet kokosolie
- 6 skiver kogt skinke (bedre i tynde skiver)
- 6 store æg
- Salt og peber efter smag
- 3 spiseskefulde (45 ml) revet cheddarost (valgfrit)

FORBEREDELSE

1. Disse muffins er den perfekte hurtige morgenmad. Forbered dem aftenen før for at sætte en i mikrobølgeovnen eller ovnen dagen efter. Sørg for at købe skinke af god kvalitet og ikke billig pølse.
2. Forvarm ovnen til 200 ° C. Mal seks hulrum på en cupcake tallerken med smeltet kokosolie.
3. Læg en skive skinke og et æg i hvert hulrum. Salpimentar og drys ½ spiseskefuld (7,5 ml) ost oven på hvert æg.
4. Bages i tretten til atten minutter i henhold til den foretrukne tilberedningsgrad for æggeblommer.
5. Tag pladen ud af ovnen og lad den køle af et par minutter, inden du forsigtigt fjerner «muffinsene». Stil dem på køl i en glas- eller plastikbeholder, så de ikke tørrer ud.

60 . SPECULOOS, FORENKLET OPSKRIFT

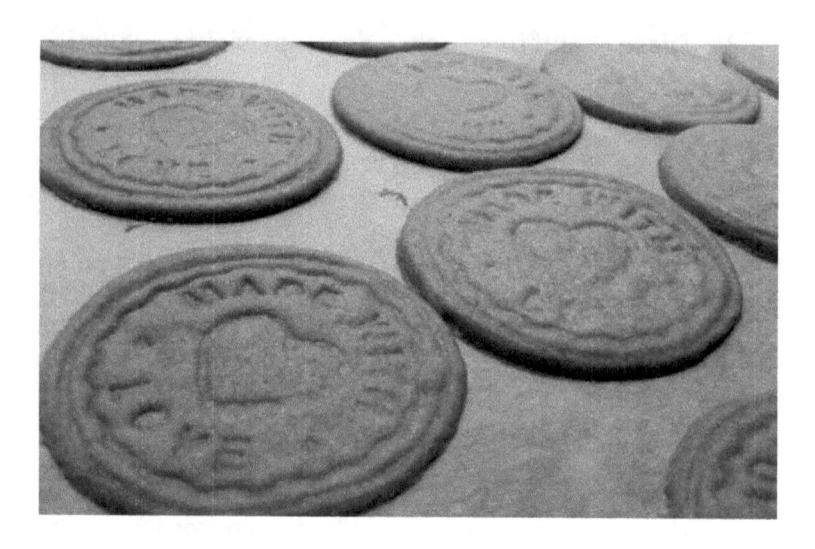

INGREDIENSER

- ,250 g smør.
- 350 g mel, sigtet.
- 200 g brun farin
- ,5g bagepulver.
- 1 æg.
- 1 spiseskefuld salt

FORBEREDELSE

9. Tilberedning af speculoos kræver en ventetid på 12 timer.
10. Bland 40 g mel, natron og salt i en første beholder.
11. Smelt smørret.
12. Kom det i en anden beholder, tilsæt brun farin, ægget og bland kraftigt. Tilsæt derefter det resterende mel under omrøring. Bland det hele og lad stå 12 timer i køleskabet.
13. Efter 12 timers ventetid, smør bageplader.
14. Rul dejen ud, hold en minimumstykkelse (maks. 3 millimeter) og skær den ud i forme efter eget valg.
15. Bag alt i 20 minutter, hold øje med madlavningen.
16. Det er bedst at lade speculooserne køle af før de spises!

6 1. CHAI KRYDDERIBLANDING

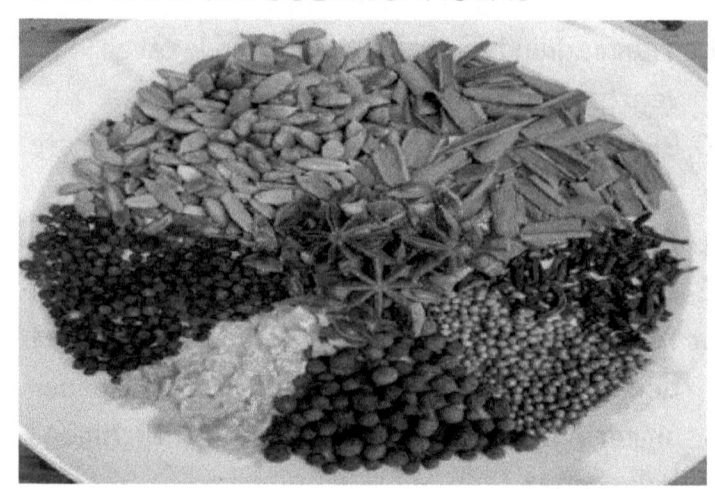

INGREDIENSER

- 2 teskefulde (10 ml) stødt kanel
- 2 teskefulde (10 ml) stødt kardemomme
- 1 tsk (5 ml) malet ingefær
- 1 tsk (5 ml) stødt nelliker
- 1 tsk (5 ml) malet allehånde

FORBEREDELSE

1. Denne enkle kage kan tilberedes på forhånd og tager kun et par minutter at samle. Stil den i køleskabet, og den er klar om morgenen. Tilbereder du det i små glas med skruelåg, kan du tage dem med, hvorhen du vil. Mere end du skal bruge til denne opskrift kommer ud af krydderiblandingen; Opbevar det du får i en tom krydderiglas.
2. Bland kokosmælk med chiafrø, krydderiblanding, vanilje og stevia i en skål (en hånd- eller glasmixer kan bruges, hvis en mere homogen konsistens foretrækkes).
3. Fordel blandingen ligeligt i to krukker eller små skåle.
4. Stil på køl i mindst fire timer (hvis muligt natten over), så det tykner.
5. Tilsæt eventuelt toppings og server.

6 2. RØRÆG MED GURKEMEJE

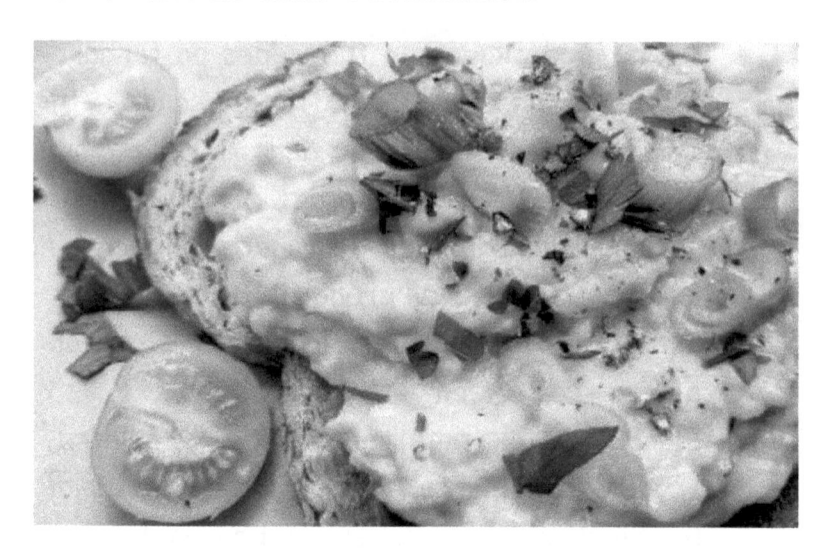

INGREDIENSER

- 3 store æg
- 2 spiseskefulde (30 ml) tyk creme (valgfrit)
- 1 tsk (5 ml) stødt gurkemeje
- Salt efter smag
- Friskkværnet sort peber efter smag
- 1 spsk (15 g) smør

FORBEREDELSE

1. Denne simple variant af et livs røræg er en lækker måde at starte dagen på og har anti-inflammatoriske effekter. Gurkemeje er højt værdsat i sundhedsmiljøer, fordi den indeholder forbindelsen kaldet "curcumin", som i forskellige undersøgelser har vist sig at være gavnlig ved adskillige lidelser, lige fra gigt til kræftforebyggelse. Undgå sort peber, fordi den indeholder piperin, som forbedrer optagelsen af curcumin i kroppen.
2. I en lille skål piskes æggene let sammen med fløden. Tilsæt gurkemeje, salt og peber.
3. Smelt smørret ved middel varme i en gryde. Når det begynder at boble, hældes det forsigtigt over æggeblandingen. Rør ofte, når æggene begynder at stivne, og kog i to eller tre minutter.
4. Tag af varmen, smag til, tilsæt eventuelt mere salt og peber og server.

6 3. KOKOSMÆLK

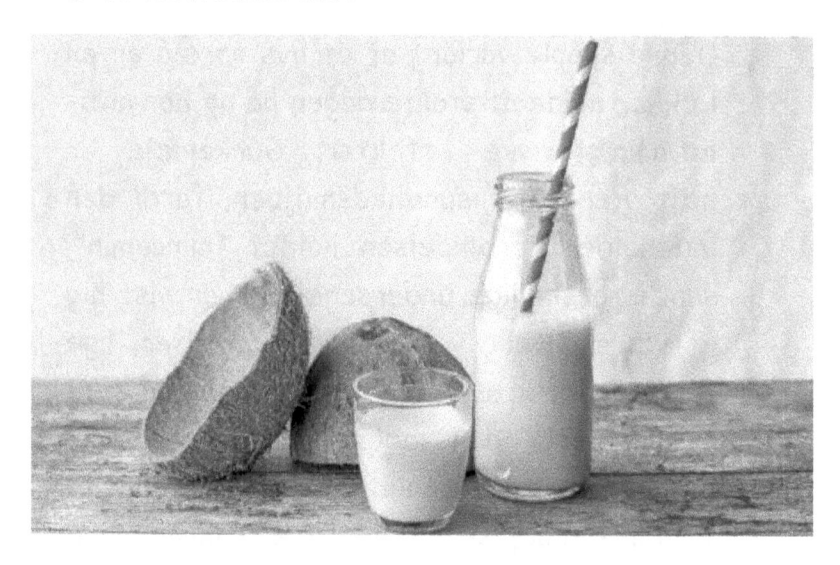

INGREDIENSER

- Kokosmælk og ¼ kop friske blåbær
- 1 kop (100 g) rå mandler
- 1 kop (100 g) rå cashewnødder
- 1 kop (100 g) rå græskarkerner
- 1 kop (100 g) rå solsikkekerner
- kop (60 ml) blødgjort kokosolie 1 spsk (15 ml) rå honning
- 1 tsk (5 ml) vaniljeekstrakt
- 1 tsk (5 ml) Himalaya lyserødt salt 1 kop (60 g) usødede kokosflager 1 kop (60 g) kakaobønner

Valgfrie ingredienser

- kop (180 ml) sød kokosmælk eller usødet mandelmælk ¼ kop (40 g) friske blåbær

FORBEREDELSE

1. Katie French, forfatter til Paleo Cooking Bootcamp, har skabt en hurtig og enkel ret, der kan bringe korn tilbage til dit liv. Server med sød kokosmælk eller mandelmælk, friske bær og hel græsk yoghurt, eller kom granolaen i snackposer og tag den med rundt.
2. Forvarm ovnen til 180 ° C. Dæk pladen eller en jerngryde med bagepapir.
3. Hak eventuelt nødder og frø med en køkkenrobot, en manuel hakker eller en skarp kniv.
4. I en stor skål blandes kokosolie, honning og vanilje. Tilsæt nødder og frø, havsalt, kokosflager og kakaobønner og rør godt.
5. Flyt granolablandingen til bageformen. Bag tyve minutter, vend én gang, indtil let ristet.
6. Lad blandingen køle af i en halv time og overfør den til en lufttæt beholder. Opbevar den i køleskabet i op til tre uger.
7. Tilføj de foretrukne valgfrie ingredienser.

6 4. CURLEY EGG SNACKS

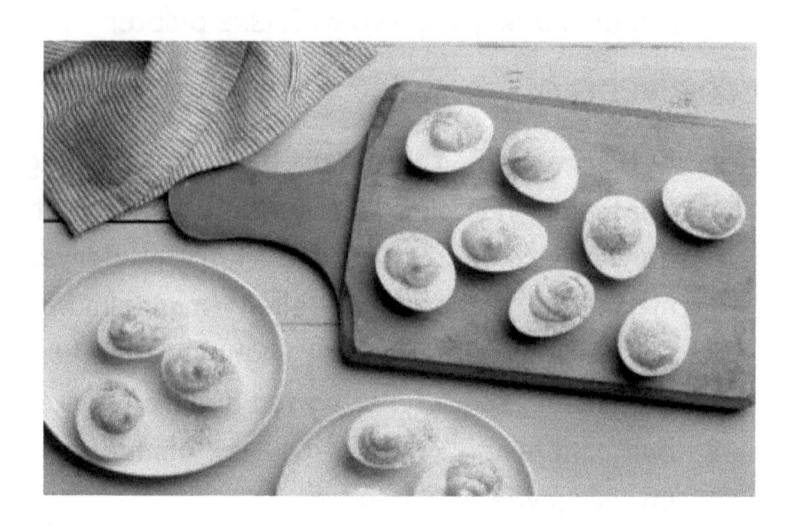

INGREDIENSER
- 1 spiseskefuld (15 ml) kokosolie
- ¼ meget hakket løg
- 250 g hakket oksekød hævet med græs
- 1 fed hvidløgsfilet
- 1 tsk (5 ml) stødt spidskommen
- 1 tsk (5 ml) kosher salt
- ½ tsk (2 ml) sort peber
- tsk (1 ml) cayenne (valgfrit) 6 store æg
- ½ kop (45 g) revet diverse oste

FORBEREDELSE
1. Æggesnacks fodrede et årti med rejser rundt i verden af Tyler og Connor Curley, Brads gamle venner.
2. Forvarm ovnen til 200 ° C. Dæk et 15 cm firkantet fad med bagepapir (eller smør godt med en spiseskefuld [15 ml] smeltet kokosolie).
3. Varm olien op i en stor pande og svits løget i et par minutter, indtil det begynder at blive brunt.
4. Tilsæt hakket kød, rør godt rundt og kog i cirka ti minutter, indtil du mister næsten al den lyserøde nuance.
5. Skub hakket kød og løg ud mod kanterne af gryden. Sæt hvidløget i midten og kog det indtil det frigiver sin aroma. Bland alt meget godt.
6. Tilsæt spidskommen, salt, peber og cayennepeber (hvis brugt). Rør godt rundt og steg videre i yderligere fem minutter, indtil kødet er helt gennemstegt. Fjern fra ilden.
7. Pisk æggene i en stor skål. Tilsæt en kop af kødblandingen til æggene, mens du rører konstant, så de ikke bliver færdige med at stivne. Tilsæt resten af kødet og rør godt rundt.

8. Hæld æg- og kødblandingen i bradepanden. Drys osten ovenpå og kog i tyve minutter. Indsæt en smørkniv i midten; Når den kommer ren ud, tages den ud af ovnen. Lad det køle af et par minutter og skær det i mundrette firkanter.

6 5. VAFLER MED KØDSOVS

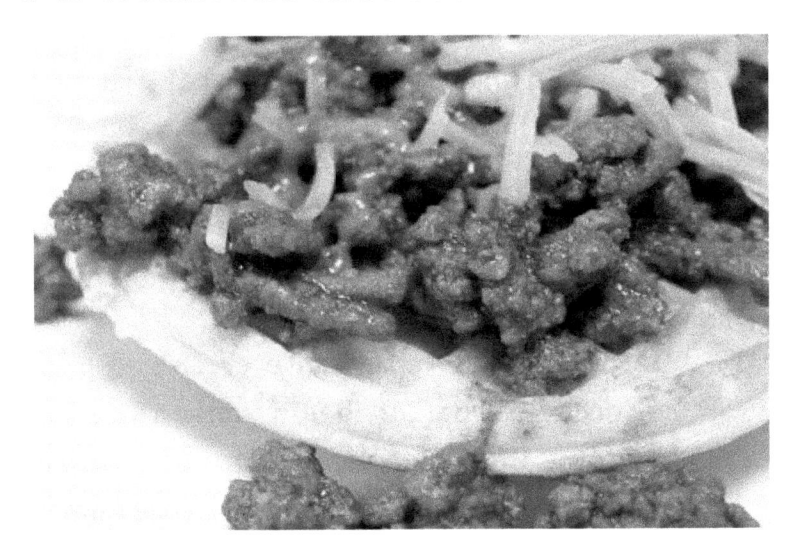

INGREDIENSER

Kødsauce

- 450 g hakket svinekød (eller oksekød eller kalkun)
- 1 tsk (5 ml) tørret salvie
- teskefuld (2 ml) tørret timian
- teskefuld (2 ml) malet hvidløg
- ¼ teskefuld (1 ml) kosher salt
- ¼ teskefuld (1 ml) sort peber 300 ml sød kokosmælk (se note)

Vafler

- 2 store æg

- 1 spiseskefuld (15 ml) smeltet kokosolie ½ kop (120 ml) sød kokosmælk
- kop (80 g) mandelmel eller tørret frugtkød (se note) ¼ teskefuld (1 ml) salt
- ½ tsk (2 ml) gær
- 1½ teskefulde (7 ml) pilrodspulver

FORBEREDELSE

1. Denne opskrift repræsenterer en god måde at drage fordel af den frugtkød, der er tilbage efter fremstilling af tørret frugtmælk. Jeg foretrækker at tage mig tid til at tilberede min egen kødsovs fra bunden, men købte pølser kan bruges, forudsat at de ikke indeholder tilsat sukker eller andre uacceptable ingredienser.
2. Varm en stor stegepande op over middel varme og tilsæt hakket kød. Smuldr med en gaffel under tilberedningen.
3. Efter cirka fem minutter, når svinekødet næsten er færdigt, tilsæt krydderierne og rør godt rundt. Kog yderligere to eller tre minutter, indtil de er gyldenbrune. Tilsæt kokosmælk og vent til det koger. Når det sker, sænk varmen.
4. I en mellemstor skål piskes æggene med kokosolie og kokosmælk. Tilsæt frugtkød, salt, gær og arrowroot-pulver. Bland godt.

Vaffeldejen bliver tykkere end den traditionelle; tilsæt eventuelt lidt vand fra spiseske til spiseske, indtil det får den passende tekstur.
5. Hæld lidt dej i en vaffelmaskine ved middel-lav varme (du kan også bruge en let smurt pande eller grill og lave crepes). Fjern vaflen, når den er færdig, og gentag med resten af dejen.
6. Servér vaflerne dækket af sauce.

DRIKKEVARER OG SMOOTHIES

6 6. FEDTRIG KAFFE

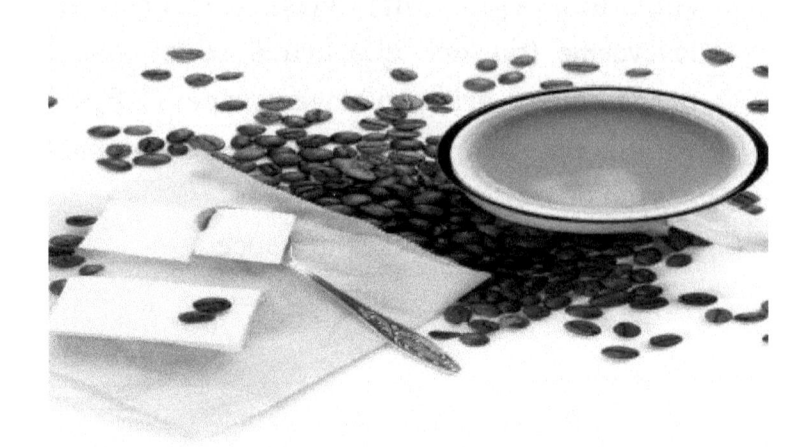

INGREDIENSER

- 1 kop (250 ml) kaffe af god kvalitet
- 1-2 spiseskefulde (15 til 30 ml) usaltet smør
- 1-2 spiseskefulde (15 til 30 ml) MCT-olie (eller kokosolie, selvom MCT er at foretrække)

Valgfrie ingredienser

- ½ tsk (2 ml) vaniljeekstrakt
- teskefuld (1 ml) usødet sort kakaopulver 1 spsk (15 ml) kollagenhydrolysatpulver
- En knivspids stødt kanel

FORBEREDELSE

1. Hvis du plejede at tage en kaffe med sukker hver morgen, vil du ikke gå glip af det, når du først begynder at nyde denne kaffe, fuld af lækre fedtstoffer, der fremmer ketonproduktionen. Mange tilhængere af den ketogene diæt drikker fedtrig kaffe i stedet for morgenmad og holder ud til frokost eller aftensmad. Start med en spiseskefuld smør og en anden MCT-olie og øg dosis i dit eget tempo.
2. Pisk kaffe, smør og olie med et glas eller stavblender til det danner skum. At drikke.

6 7. Ketogen Protein Mokka

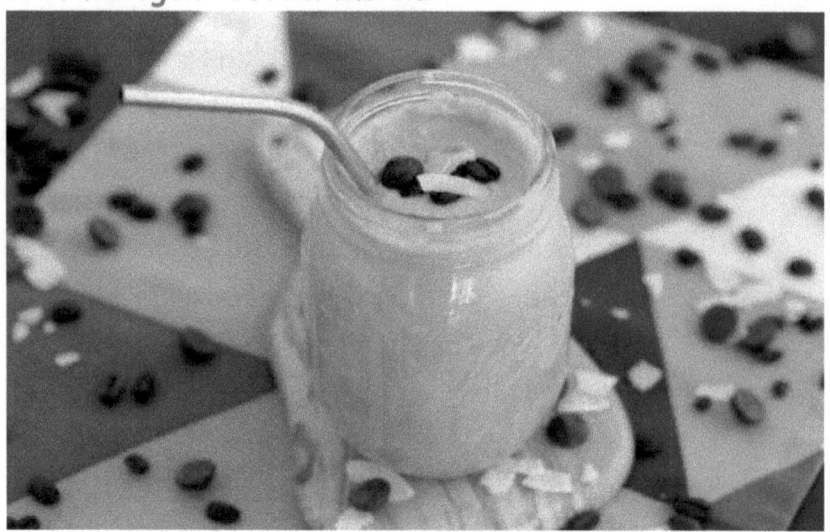

INGREDIENSER

- kop (120 ml) stærk kaffe eller 1 dosis espresso 1 spsk (15 ml) usaltet smør
- 1 spiseskefuld (15 ml) MCT-olie (eller kokosolie, selvom det er at foretrække at bruge MCT)
- $\frac{1}{4}$ kop (60 ml) hel, opvarmet eller fordampet kokosmælk
- 1 scoop (20 g) Chocolate Coconut Primal Fuel pulver måltidserstatning
- $\frac{1}{4}$ teskefuld (1 ml) usødet kakaopulver Varmt vand
- En knivspids stødt kanel
- Flødeskum eller kokosmælkscreme (valgfrit)

FORBEREDELSE

1. Prøv dette efter en morgentræningssession, eller når du har lyst til en meget dyr sukkerbombe fra hjørnecafeteriaet.
2. Bland kaffe, smør, olie, kokosmælk, proteinpulver og kakaopulver med en glas- eller armmixer til det skummer. Hvis drinken er for tyk, tilsæt lidt varmt vand fra spiseske til spiseske indtil du får den ønskede konsistens.
3. Hæld i en varm kop og drys med en knivspids kanel. Hvis det ønskes, tilsæt lidt flødeskum.

6 8. GRØN SMOOTHIE

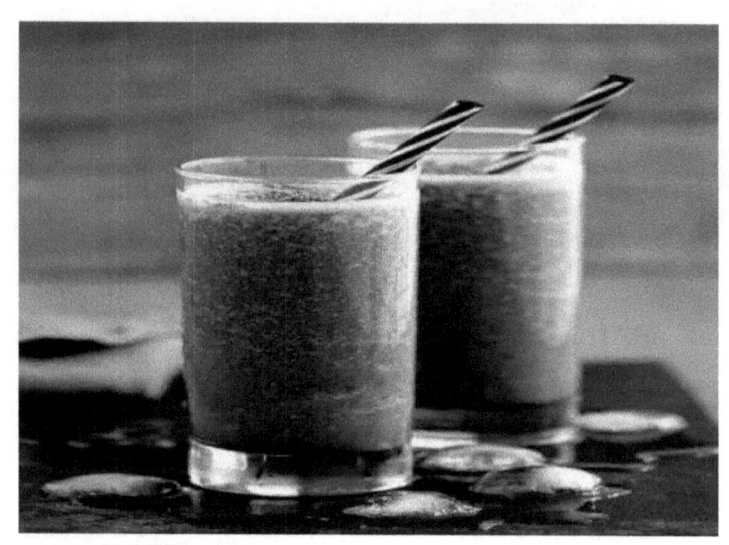

INGREDIENSER

- 1 dåse (400 ml) sød kokosmælk
- 1 tsk (5 ml) vaniljeekstrakt
- En stor flok grøntsager, såsom grønkål eller spinat (ca. 2 kopper)
- 1 spiseskefuld (15 ml) MCT-olie eller kokosolie
- 2/3 kop (150 g) knust is
- 2 skeer (42 g) af Primal Fuel (Vanilla Coconut) pulvermelerstatning

FORBEREDELSE

1. Chokolade Kokos; eller normalt valleproteinpulver.
2. Når du kun har et minut, er denne mulighed fantastisk og enkel.
3. Gå ikke glip af muligheden for at tage en rigelig ration af grøntsager.
4. Pisk kokosmælk, vanilje, grøntsager, olie og is i en glasblender.
5. Tilsæt proteinpulveret og bland ved lav effekt, indtil det er inkorporeret. At tjene.

6 9. ROE- OG INGEFÆRSMOOTHIE

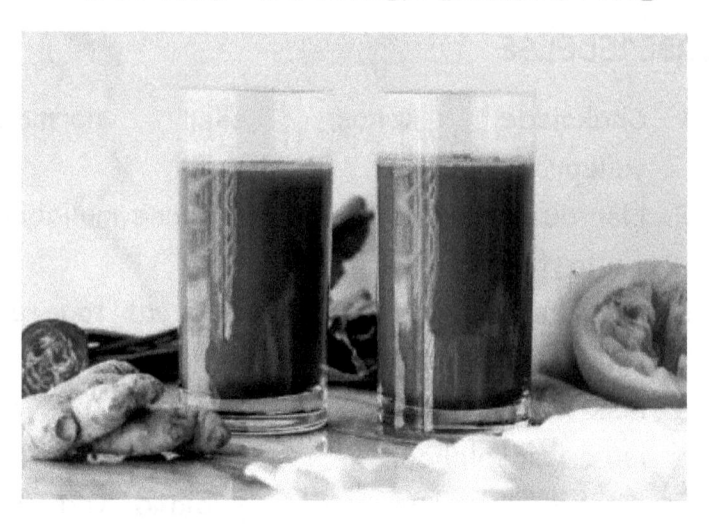

INGREDIENSER

- mellemstore sukkerroer (ristede roer er nemmere at slå; hvis de er rå, skal de først skæres i tern)
- ¼ kop (110 g) blåbær, friske eller frosne
- 1 kop (250 ml) mandelmælk eller anden usødet tørret vegetabilsk mælk
- Et stort bundt grøntsager, såsom grønkål eller spinat (ca. 2 kopper) 10 macadamianødder
- Et 3 cm stykke frisk ingefær skrællet og skåret i tern 2 spsk (30 ml) MCT-olie eller kokosolie 5-10 dråber flydende stevia, eller efter smag (valgfrit)
- 2/3 kop (150 g) knust is

FORBEREDELSE

1. Denne smoothie er fuld af antioxidanter, vitaminer og mineraler, hvilket gør den til en fantastisk drik at restituere i de dage, hvor du har trænet meget intenst. Derudover giver macadamianødder og MCT-olie en god mængde sundt fedt.
2. Pisk rødbeder, tranebær, mandelmælk, grøntsager, macadamianødder, ingefær, olie og stevia i en glasblender. En anden cyklus kan være nødvendig, hvis der bruges rå rødbeder, eller hvis macadamianødder slet ikke piskes.
3. Tilsæt isen og pisk det hele, indtil blandingen er homogen.

70. SMOOTHIE AF HVAD SOM HELST

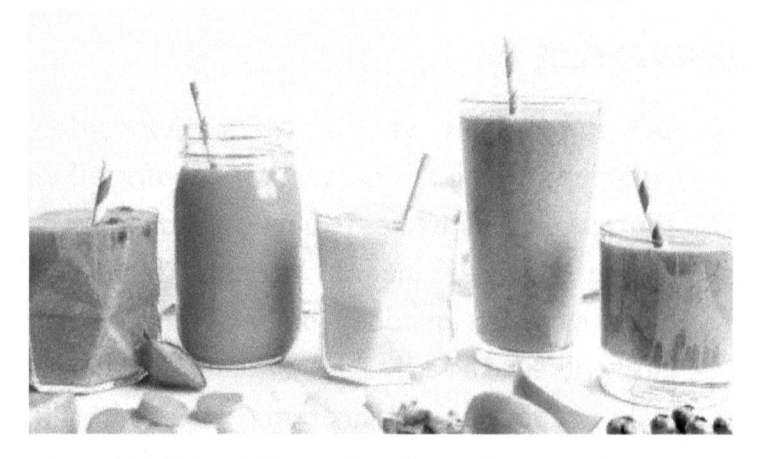

INGREDIENSER

- 3 kopper (50 g) grønkålsblade
- kop (120 ml) sød kokosmælk
- medium avocado (ca. ¼ kop; 60 g) ¼ kop (30 g) rå mandler
- 3 paranødder
- kop (30 g) friske krydderurter (se note)
- 2 skeer af Chocolate Coconut Primal Fuel pulvererstatning eller normalt valleproteinpulver
- 1 spsk (15 ml) kakaopulver (hvis muligt mørk chokolade)
- 1 tsk (5 ml) stødt kanel
- 1 tsk (5 ml) Himalaya lyserødt salt
- 2 eller 3 dråber pebermynteekstrakt (valgfrit)
- 1 eller 2 kopper isterninger

FORBEREDELSE

1. Denne smoothie er inspireret af en af Ben Greenfields yndlingsmorgenmad, berømt triatlet og træner. Jeg kalder det "smoothie of whatever", fordi du kan stille alt, hvad du har i køleskabet! Tøv ikke med at tilpasse denne opskrift til at inkludere de nødder og urter, du har. Det er et rigtigt måltid fyldt med kalorier og næringsstoffer, så hvis du ønsker det, kan du dele det i to portioner.
2. Læg en kurv til dampning i en lille gryde med 2 eller 3 cm vand i bunden. Bring vandet i kog og damp grønkålen i fem minutter.
3. Kom grønkålen i en blender. Tilsæt kokosmælk, avocado, nødder og krydderurter. Slå ved fuld kraft i tredive sekunder.
4. Tilsæt proteinpulver, kakaopulver, kanel, salt, ekstrakt af pebermynte og is, og pisk indtil du får en homogen konsistens.
5. Tilsæt eventuelt vand for at opnå den ønskede konsistens.

7 1. GYLDEN CHAI

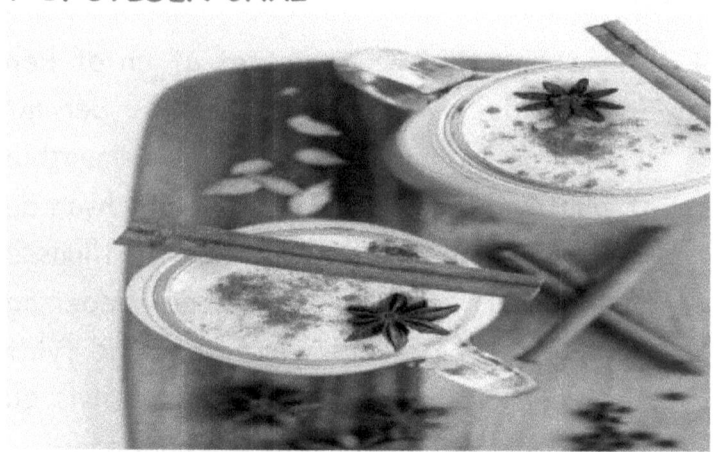

INGREDIENSER

- 1½ kopper (375 ml) tørret frugtmælk
- 1 tsk (5 ml) stødt gurkemeje
- 1 tsk (5 ml) chai-krydderiblanding
- teskefuld (2 ml) sort peber
- teskefuld (2 ml) vaniljeekstrakt
- 1 spsk (15 ml) kokosolie eller MCT-olie
- 1 spiseskefuld (15 ml) kollagenpulver (valgfrit)
- 5-10 dråber flydende stevia, eller efter smag

FORBEREDELSE

1. Da det indeholder gurkemeje og ingefær, to anti-inflammatoriske krydderier, tror mange mennesker, at gylden mælk eller gylden mælk har terapeutiske egenskaber. Denne version har tilføjet de klassiske chai-krydderier. En varm kop hjælper dig med at slappe af om natten.
2. Varm mælken af nødder, gurkemeje, chai-krydderier og peber i en gryde uden at koge. Kog langsomt i et par minutter.
3. Inkorporer vanilje, kokosolie, kollagenpulver (hvis brugt) og stevia.
4. Med en stavblender blandes det godt, indtil det danner skum. Smag til og juster sødmen med stevia (uden at overdrive det).

7 2. Kyllingebensbouillon

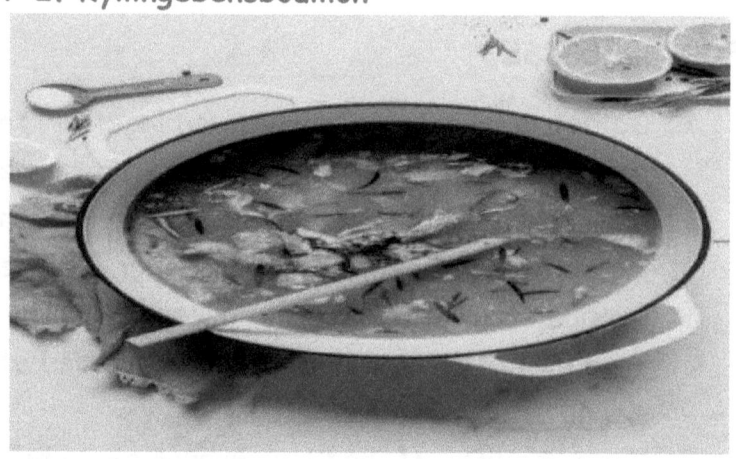

INGREDIENSER

- 4 kopper (300 til 400 g) kyllingeben eller slagtekroppe af en 1,4 kg kylling
- 2 eller 3 kopper (150 til 300 g) grøntsagsrester (se Rådet); eller 1 stort løg i tern, med skind og rod hvis det er økologisk dyrket, 2 selleristænger og 2 gulerødder i tern, inklusive 2 knuste hvidløgsfed
- 1 spsk (15 ml) frisk ingefær i skiver
- 10 sorte peberkorn
- 1 laurbærblad
- Friske krydderurter, såsom timian eller rosmarin (valgfrit)

FORBEREDELSE

1. Metode 1: Kom knoglerne, resterne af grøntsager, hvidløg, ingefær, peber og laurbærblad i en stor gryde med nok vand til at dække alle ingredienserne. Bring det i kog, og sænk temperaturen for at simre, når det koger. Kog i flere timer, jo længere jo bedre, overvåg vandstanden og tilsæt mere væske, hvis den falder for lavt.
2. Metode 2: Kom ingredienserne i en langsom komfur med nok vand til at dække dem godt. Dæk til og reguler varmen til et minimum. Lad det koge i mindst otte timer, selvom resultatet bliver bedre, hvis det koger længere. Du kan koge bouillonen i fireogtyve timer eller mere.
3. Metode 3: Kom alle ingredienserne i en Instant Pot eller lignende elektrisk trykkoger og fyld den med vand (uden at overskride den maksimale markeringslinje). Luk låget og kog i to timer. Lad trykket stige naturligt, inden du åbner gryden.
4. Når bouillonen er færdig, sigtes den med en finmasket si og afkøles hurtigt. Den nemmeste måde at gøre dette på er at sætte proppen på vasken og fylde den med isvand halvt oppe. Sæt en metalskål eller en

ren metalgryde i isvandet og hæld bouillonen gennem sigten.
5. Når bouillonen er kold, overføres den til rene beholdere (f.eks. glaskrukker med skruelåg) og læg den i køleskabet, eller frys den ned, hvis du ikke har planer om at bruge den om et par dage.

7 3. NØDDEMÆLK

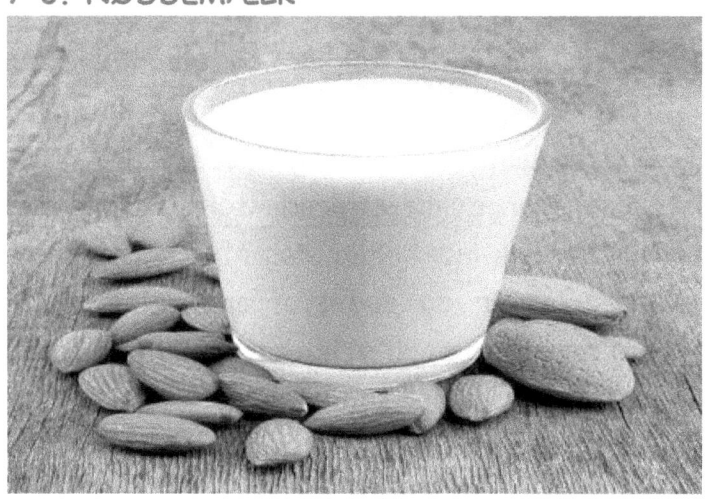

INGREDIENSER

- 1 kop (100 g) rå nødder (mandler, hasselnødder, cashewnødder, pekannødder eller macadamianødder)
- 4 kopper (1 l) filtreret vand plus en ekstra mængde til iblødsætning
- 1 tsk (5 ml) vaniljeekstrakt (valgfrit)
- ¼ teskefuld (1 ml) salt (valgfrit)
- teskefuld (2 ml) malet kanel (valgfrit) Keto-diæt sødemiddel, efter smag (valgfrit)

FORBEREDELSE

1. Denne mælk er lækker og kan være en fantastisk mulighed for ketogene diætentusiaster, som gerne vil undgå at spise mange mejeriprodukter. Kommerciel nøddemælk indeholder dog ofte uacceptable ingredienser og sødestoffer. Heldigvis er det meget nemt at lave det, og du kan bruge de nødder, du har ved hånden.
2. Kom nødderne i en glasskål eller krukke og dæk dem helt med filtreret vand. Lad dem sidde ved stuetemperatur i mindst fire timer, selvom det vil være bedre at have dem otte timer eller natten over (op til fireogtyve timer).
3. Dræn og vask nødderne. Kom dem i blenderglasset og pisk dem ved maksimal kraft med fire kopper filtreret vand for at danne en homogen pasta.
4. Si gennem en tynd klud eller en ren karklud. Pres frugtkødet for at fjerne så meget mælk som muligt (se tip).
5. Hvis du beslutter dig for at tilføje nogen af de valgfrie ingredienser, skal du skylle glasset, hælde mælken og de valgfrie ingredienser i og piske indtil du får en homogen konsistens.

6. Overfør den tørrede mælk til en lufttæt beholder og opbevar den i køleskabet. Det vil vare fem dage.

7 4. FEDTFATTIG MAC OG OST

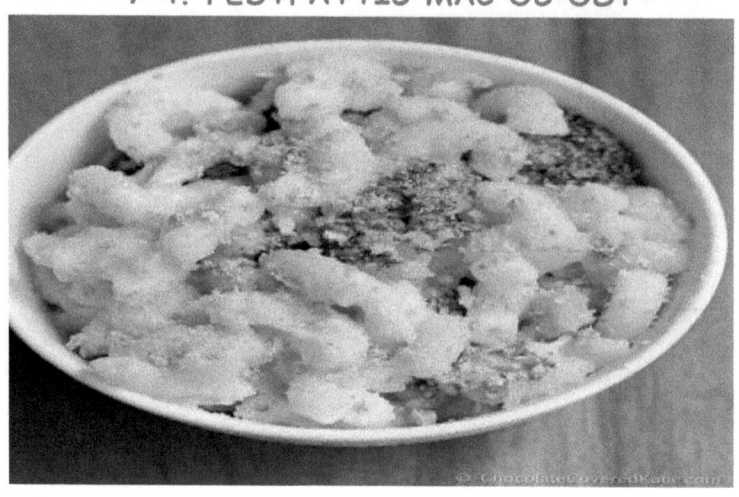

INGREDIENSER

- .1 1/2 t. af makaroni kogt og afdryppet.
- 1 lille løg, hakket.
- 9 skiver, 2/3 oz stærk fedtfattig cheddarost.
- 1 12 oz dåse inddampet skummetmælk.
- 1/2 t. lav natrium kylling bouillon.
- 2 1/2 spsk (s) spiseskefuld hvedemel omkring
- .1/4 tsk worcestershire sauce.
- 1/2 tsk tør sennep.
- 1/8 tsk (r) peber.
- 3 spiseskefulde brødkrummer.
- 1 spsk (e) margarine, blødgjort

FORBEREDELSE

2. I en dyb bradepande sprøjtet med vegetabilsk oliespray spredes 1/3 af makaronien, 1/2 af løgene og osten. Gentag lagene, slut med makaroni. Pisk mælk, bouillon, mel, sennep, worcestershiresauce og peber til det er blandet. Hæld over lagene. Kombiner brødkrummer og margarine, og drys derefter på toppen. Bages uden låg ved 375 grader i 30 minutter, indtil de er varme og boblende.

DRESSINGER, PATES OG VARME OG KOLDE SAVSER

7 5. FALSK JORDNØDDESAUCE

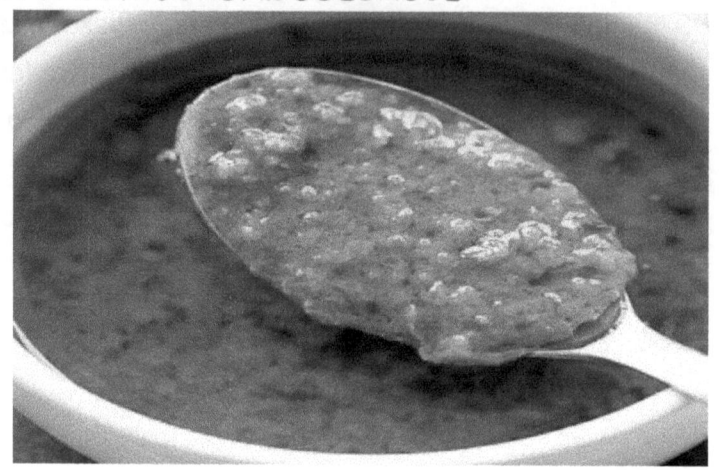

INGREDIENSER

- kop (120 g) råt mandelsmør
- kop (120 g) sød kokosmælk
- 2 store fed hvidløg i skiver
- Saften af 1 lille lime
- 2 spsk (30 ml) tamari (glutenfri sojasovs)
- 1 spsk (15 ml) revet frisk ingefær
- spiseskefuld (8 ml) ristet sesamolie (se note)
- spiseskefuld (8 ml) avocadoolie
- ¼ tsk (1 ml) hakket rød peber (valgfrit)

FORBEREDELSE

1. Jeg elsker jordnøddesauce til grøntsager, kylling og rejer. Imidlertid forsøger mange entusiaster af palæolitisk og ketogen diæt at undgå jordnødder på grund af allergiproblemer, da de teknisk set er en bælgfrugt, ikke en tørret frugt. Derudover giver de flere kulhydrater end nogen tørret frugt eller frø. Heldigvis er denne jordnøddesauce tilberedt med mandelsmør lige så god som originalen og har ingen tilsat sødestoffer. Prøv ikke at spise det hele på én gang!
2. Bland alle ingredienserne i en mellemstor skål eller brug en lille køkkenrobot eller en håndmixer. Opbevares i køleskabet i en lufttæt beholder. Det vil vare to eller tre dage.

7 6. PRIMAL KITCHEN MAYONNAISEDRESSING OG BLÅSKIMMELOST

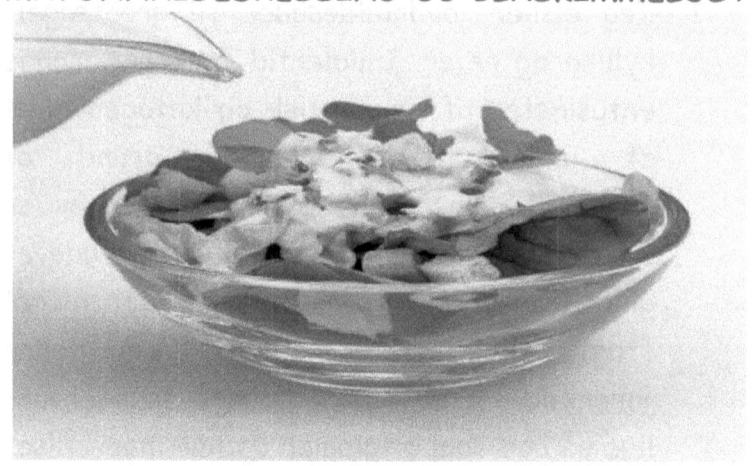

INGREDIENSER

- kop (120 g) Primal Kitchen mayonnaise $\frac{1}{2}$ citronsaft
- $\frac{1}{4}$ kop (60 ml) sød kokosmælk eller tyk fløde
- $\frac{1}{4}$ tsk (1 ml) sort peber eller mere, hvis der er brug for $\frac{1}{4}$ kop (60 ml) smuldret blåskimmelost
- Salt (valgfrit)

FORBEREDELSE

1. Jeg er måske ikke særlig upartisk, men mayonnaise Primal Kitchen er et af mit spisekammers yndlingsprodukter. Derudover er dens intense smag perfekt til denne opskrift. Du kan også bruge hjemmelavet mayonnaise eller anden indpakket mayonnaise, hvis du finder nogen uden flerumættede olier, selvom du måske skal justere smagen for at få den ønskede smag.
2. Med et piskeris af stænger blandes mayonnaise, citronsaft, kokosmælk og peber.
3. Tilsæt blåskimmelosten og rør godt rundt. Prøv at tilsætte salt og mere peber, hvis det ønskes.

7 7. PERFEKT VINAIGRETTE (MED VARIANTER)

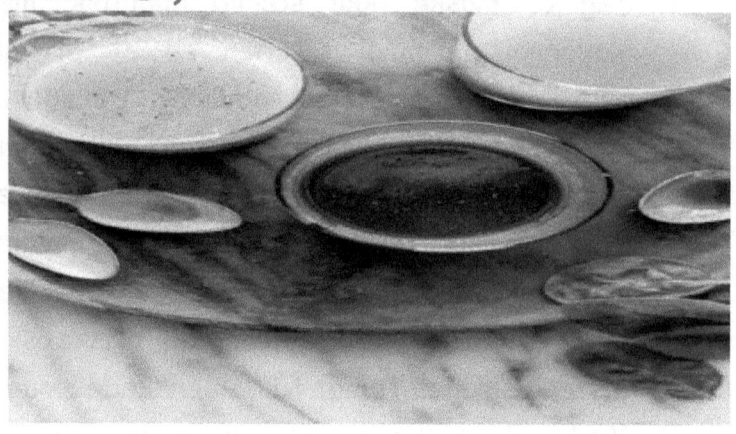

INGREDIENSER

- 1 lille skalotteløg meget hakket
- 3 spiseskefulde (45 ml) cidereddike
- teskefuld (1 ml) kosher salt
- tsk (1 ml) sort peber ½ tsk (2 ml) dijonsennep
- ¾ kop (180 ml) ekstra jomfru olivenolie

FORBEREDELSE

1. Næsten alle industrielle salatdressinger indeholder flerumættede olier, der fremmer betændelse. Heldigvis er det hurtigt og nemt at tilberede dem derhjemme, og det er en fantastisk måde at tilføje sunde fedtstoffer til et måltid.
2. I en lille krukke med låg blandes skalotteløg, eddike, salt og peber.
3. Tilsæt sennep og olivenolie. Luk flasken tæt og ryst kraftigt.

Varianter

- Citronvinaigrette: Erstat eddiken med en tilsvarende mængde friskpresset citronsaft og tilsæt 1 spsk (15 ml) citronskal.
- Græsk dressing: tilsæt 1 tsk (4 ml) tørret oregano, tørret basilikum og stødt hvidløg.

7 8. "OST" AF MACADAMIA OG PURLØG

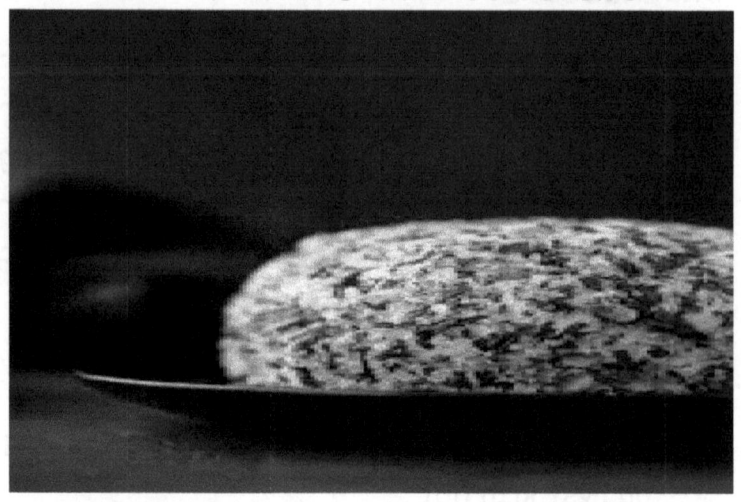

INGREDIENSER

- 2 kopper (250 g) rå macadamianødder
- 2 spsk (30 ml) friskpresset citronsaft
- teskefuld (1 ml) fint havsalt
- teskefuld (1 ml) sort peber
- teskefuld (1 ml) løgpulver
- teskefuld (1 ml) malet hvidløg
- 1 eller 2 spiseskefulde (15 til 30 ml) varmt vand
- 3 eller 4 spiseskefulde (45 til 60 ml) skåret frisk purløg

FORBEREDELSE

1. "Osten" af nødder er en fantastisk mulighed for Keto-diætentusiaster, som ikke tåler mange mejeriprodukter, men stadig elsker ostens lækre cremede. Denne opskrift bruger macadamianødder, men andre nødder kan også bruges. Cashewnødder er meget alsidige, selvom de indeholder flere kulhydrater (se opskriften på grundlæggende cashewnødder. Start altid med rå nødder, da ristede varianter normalt indeholder uacceptable olier.
2. Med en glasblender eller en køkkenrobot piskes macadamianødderne med citronsaft, salt, peber, løgpulver og stødt hvidløg, indtil det danner en tyk pasta og snubler. Rids om nødvendigt væggene.
3. Med røremaskinen eller køkkenrobotten kørende tilsættes vand lidt efter lidt, indtil blandingen får den ønskede konsistens. Den kan stoppes, når "osten" stadig har en let konsistens eller fortsætte med at piske, indtil den er meget homogen.
4. Hæld purløg og tryk på kontakten flere gange for at blande det hele.

7 9. GULERODSBLADPESTO

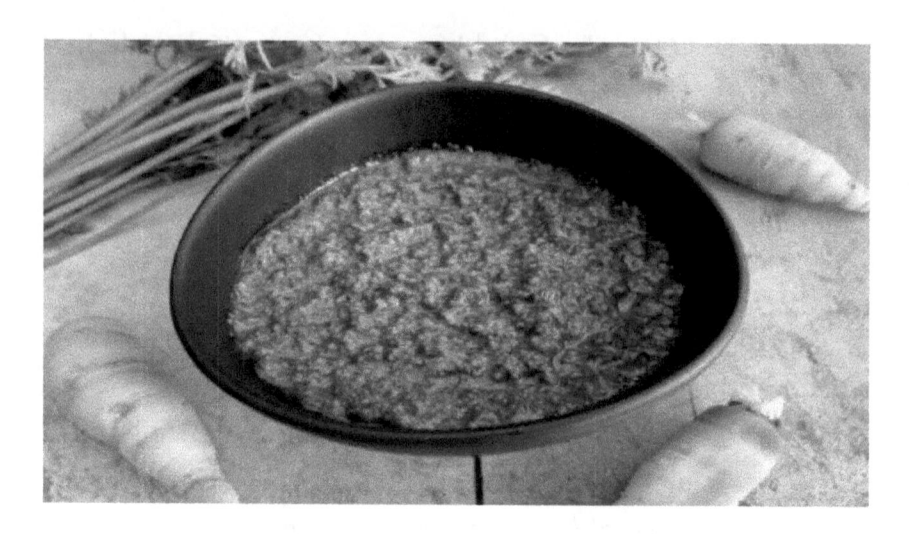

INGREDIENSER

- 1 kop (30 g) gulerodsblade og stilke
- kop (30 g) rå macadamianødder
- kop (30 g) rå hasselnødder
- 1 knust lille fed hvidløg
- ¼ kop (25 g) revet parmesanost
- kop (180 g) ekstra jomfru olivenolie Salt og peber

FORBEREDELSE

1. Gulerodsblade er meget undervurderet. Jeg plejer at beholde min til at tilføje til gryden, når jeg laver en bone bouillon, men hvis jeg har nok bouillon, forbereder jeg lidt af denne pesto.
2. I en lille køkkenrobot piskes gulerodsblade, nødder, hvidløg og ost, indtil de er blandet godt. Rids skålens vægge.
3. Med køkkenrobotten kørende tilsættes olivenolien gradvist, indtil pestoen får den ønskede konsistens. Prøv at salt og peber.

8 0. SMØR MED CHILIPEBER OG BACON

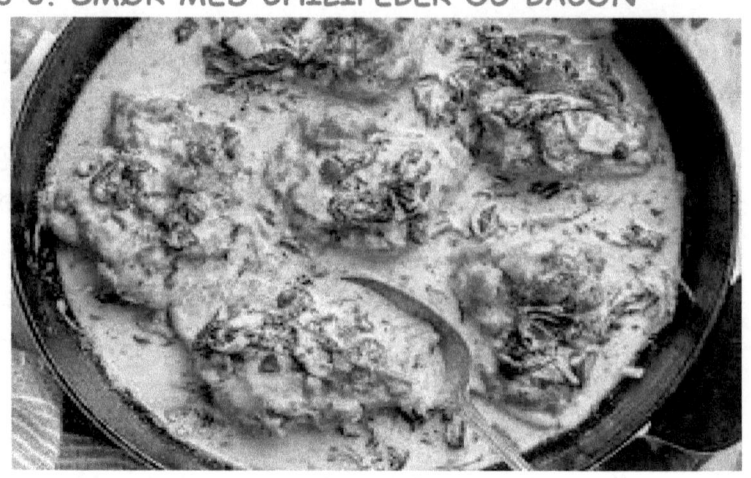

INGREDIENSER

- 2 skiver bacon (ikke for tykke)
- kop (100 g) usaltet smør ved stuetemperatur
1 fed hvidløg i meget tynde skiver
- teskefuld (2 ml) sød paprika
- teskefuld (2 ml) varm peber
- teskefuld (2 ml) knust tørret oregano
- ¼ teskefuld (1 ml) stødt spidskommen
- 1/8 tsk (0,5 ml) løgpulver ½ tsk (2 ml) kosher salt
- ¼ teskefuld (1 ml) sort peber

FORBEREDELSE

1. Ja, du læste rigtigt; Denne opskrift kombinerer to af vores yndlingsprodukter, bacon og smør. Den er perfekt at smelte på en saftig bøf eller en tallerken med røræg. Til en forandring kan du prøve det med rejespyd, ristede rosenkål eller en meget varm sød kartoffel den dag, du beslutter dig for at tage flere kulhydrater.
2. Rist baconen i cirka tre minutter på en pande, til den er sprød. Overfør det til et stykke køkkenrulle for at dræne det. Reserver baconfedt til brug i en anden opskrift.
3. Skær smørret i stykker og kom dem i en lille skål. Knus dem med en gaffel.
4. Tilsæt hvidløg, sød og krydret paprika, oregano, spidskommen, løgpulver, salt og peber, og bland godt.
5. Smuldr eller hak baconen. Tilsæt det til smørret og rør rundt.
6. Fordel smørblandingen på et stykke bagepapir ca 30 cm Form cylinder og rul stramt. Drej enderne for at lukke den.
7. Opbevar smørret i køleskabet til det skal bruges (det kan også fryses).

8 1. KYLLINGELEVERPOSTEJ

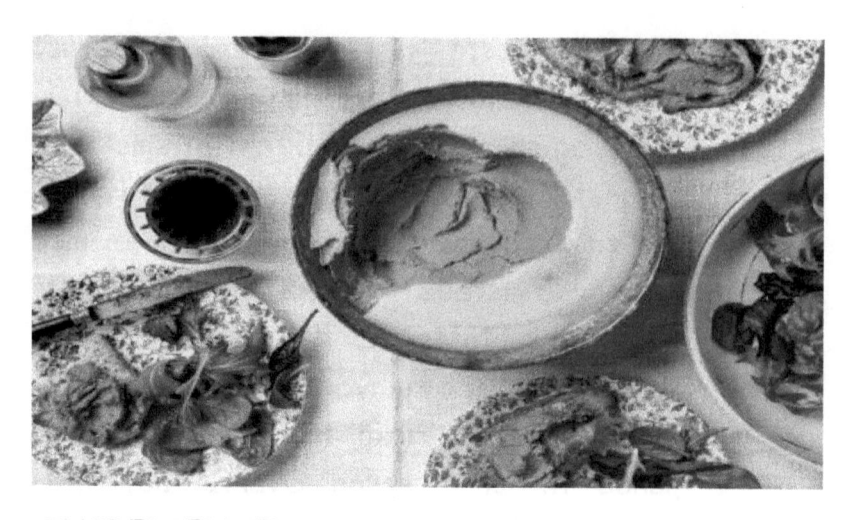

INGREDIENSER

- 225 g kyllingelever
- 6 spiseskefulde (85 g) smør
- 2 spsk (30 ml) baconfedt
- lille løg skåret i ringe 1 stort fed hvidløgsfilet
- 2 spsk (30 ml) rødvinseddike
- 1 spsk (15 ml) balsamicoeddike
- 1 tsk (5 ml) dijonsennep
- spiseskefuld (75 ml) friskskåret rosmarin Salt og peber efter smag
- Saltflager (type Maldon) til dekoration

FORBEREDELSE

1. Leveren er en af de sundeste fødevarer, der findes, så det er ærgerligt, at den har så dårligt et ry. Forhåbentlig vil denne velsmagende pate hjælpe dig med at ændre mening om denne stjernemad. Den kan spises med sellerigrene, agurkeskiver eller rød peberfrugt. Og endda med æbleskiver.
2. Fjern de fibrøse dele af leveren. Smelt to spiseskefulde (30 ml) af smør og baconfedt ved middel varme i en medium stegepande. Tilsæt løg og lever og svits i seks til otte minutter.
3. Hæld hvidløg og svits et minut mere. Skru lidt ned for varmen og tilsæt de to typer eddike, sennep og rosmarin. Kog cirka fem minutter, indtil næsten al væsken fordamper og leverne er gennemstegte.
4. Flyt hele grydens indhold til en køkkenrobot. Tryk på kontakten flere gange for at blande alt. Skrab skålens vægge og tilsæt to spiseskefulde (30 g) af smørret. Behandl indtil du opnår en ganske homogen tekstur. Rids skålens vægge igen. Tilsæt de to andre spiseskefulde (30 g) smør og bearbejd indtil det får en perfekt homogen konsistens.

5. Prøv at salt og peber. Overfør pastaen til individuelle skåle og dæk med gennemsigtig film. Opbevar det i køleskabet. Inden servering drysses hver skål med lidt havsaltflager.

8 2. KOKOSSMØR

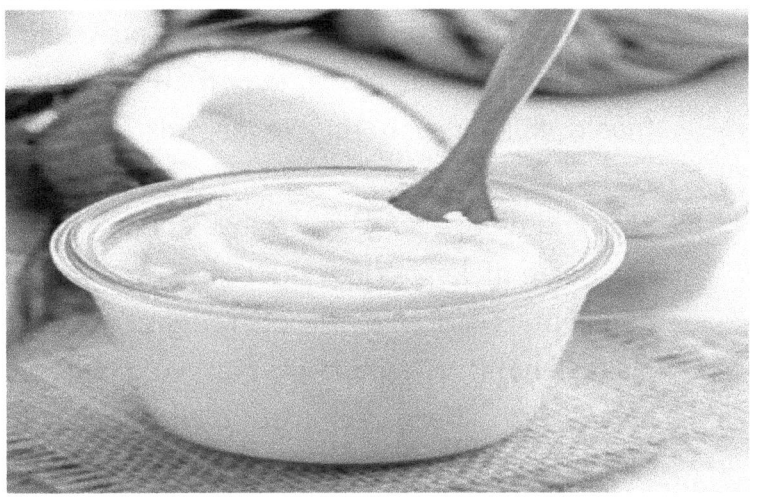

INGREDIENSER

- 4 kopper (350 til 400 g) usødede kokosflager

FORBEREDELSE

1. Hvis du aldrig har prøvet kokossmør, venter en behagelig overraskelse på dig. Du kan tilføje det til kaffe eller smoothies, blande det med rodfrugter, bruge det i karryretter eller spise det spredt i et tykt lag på nogle æbleskiver eller et stykke mørk chokolade. Derudover er det hovedingrediensen i fedtpumper. Du vil altid have en flaske ved hånden!

2. Hvis du bruger en køkkenrobot: Kom kokosflagerne i en køkkenrobot og pisk dem i maks. et kvarter, rids eventuelt væggene (nogle køkkenrobotter tager lidt længere tid).
3. Hvis du bruger en glasblender: Kom halvdelen af kokosflagerne i glasset og pisk i et minut. Tilsæt resten og fortsæt med at piske i højst ti minutter, rids væggene om nødvendigt. Sørg for, at blenderen ikke bliver for varm!
4. Overfør kokossmør til en lufttæt beholder, indtil den er klar til brug (det kan opbevares ved stuetemperatur). Opvarm den eventuelt i mikroovnen i fem til ti sekunder før servering.
5. Med begge metoder vil kokossmør gennemgå tre trin. Først bliver det meget smuldret, så bliver det til en granuleret væske, og til sidst får det en homogen tekstur. Hvis du ikke er sikker på, at processen er fuldført, så prøv den. Det færdige produkt skal være homogent og let granuleret, såsom friskkværnet nøddesmør.

8 3. RØGET LAKSEPOSTEJ

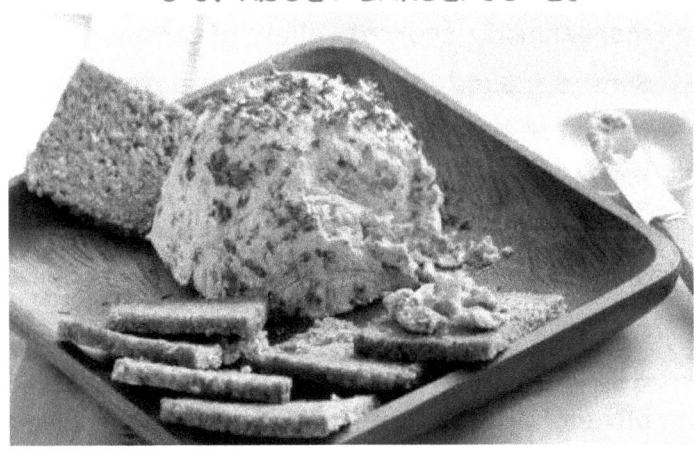

INGREDIENSER

- 4 spsk (60 g) smør ved stuetemperatur
- 1 spsk (15 g) ekstra jomfru olivenolie
- 2 spsk (30 ml) hakket frisk purløg
- 2 spiseskefulde (30 ml) tørrede kapers (30 ml)
- 2 spsk (30 ml) friskpresset citronsaft
- 225 g kogt laksefilet, uden ben eller skind
- 115 g røget laks skåret i små tern Salt og peber efter smag

FORBEREDELSE

1. Det er en fantastisk måde at udnytte lakserester på. Dette præparat, der er fyldt

med sunde fedtstoffer, kan tages til morgenmad, frokost eller aftensmad eller som en sund snack. Den er lavet på få minutter, men den smager så godt, at den er i stand til at imponere de spisende gæster af den mest udvalgte middag. Læg et par spiseskefulde på nogle cikorie- eller endivieblade for at præsentere det elegant.

2. I en mellemstor skål blandes smør og olivenolie med en gaffel. Tilsæt purløg, kapers og citronsaft.
3. Brug en gaffel til at dele den kogte laks i små stykker og tilsæt den til smørblandingen. Tilsæt den røgede laks og rør godt rundt, knus den let. Fyld en skål, dæk til og opbevar i køleskabet indtil servering af pateen.

8 4. OLIVEN MED NØDDER

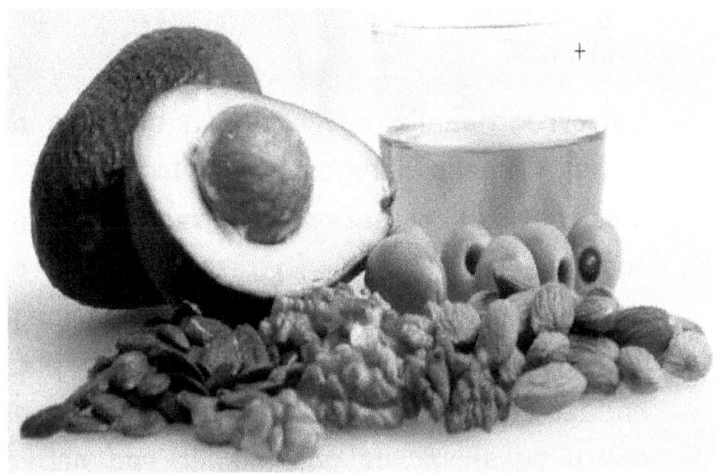

INGREDIENSER

- 1 kop (250 ml) udbenede oliven (brug en blanding af grønne og sorte)
- 2 ansjosfileter i olivenolie (se tip)
- kop (60 ml) hakkede valnødder 1 knust fed hvidløg
- 1 spiseskefuld (15 ml) drænet kapers
- 1 spsk (15 ml) hakket frisk basilikum
- 3 spiseskefulde (45 ml) ekstra jomfru olivenolie

FORBEREDELSE

1. Den traditionelle oliven er en blanding af oliven, kapers, ansjoser og løg knust i admiralitetet, og serveres normalt med små toasts. Det er en fantastisk måde at introducere disse små fisk rige på omega fedtsyrer i vores kost. Det sprøde strejf af nødder erstatter det af toast. Server denne oliven på skiver af agurk eller rød peber, fordel den bagte kylling med det eller tilsæt mere olivenolie til brug som salatdressing.
2. I en lille køkkenrobot (eller i en sirup) blandes ingredienserne og trykkes ti gange på kontakten. Skrab skålens vægge og fortsæt med at presse indtil oliven får den ønskede konsistens.
3. Kom i en skål, dæk med gennemsigtig film og sæt i køleskabet indtil servering.

HOVEDRETTER

8 5. SLOW COOKER CARNITAS

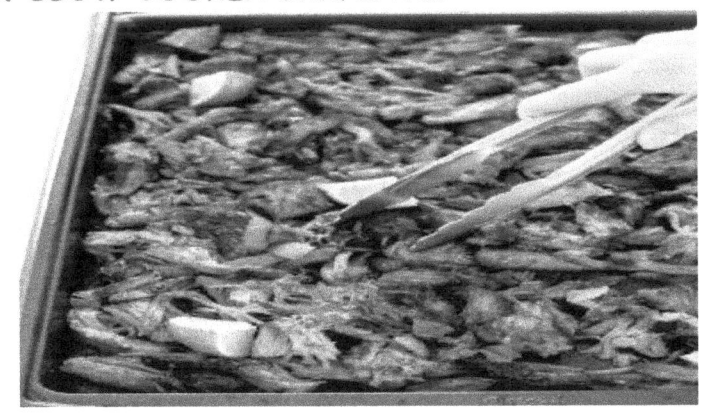

INGREDIENSER
- 1 tsk (5 ml) kosher salt
- 1 tsk (5 ml) stødt spidskommen
- 1 tsk (5 ml) tørret oregano
- tsk (2 ml) sort peber 1 udbenet svinekødskulder (1,8 kg)
- 1 kop (250 ml) kyllinge- eller oksebouillon 1 appelsin skåret i tynde skiver
- Meget hakket løg
- Frisk Cilantro Cut
- Avocado i tern
- Radiser i tynde skiver
- Limebåde
- Jalapeño ringe

- Salat eller kålblade

FORBEREDELSE
1. Hvis der venter mig en travl uge, forbereder jeg på søndag carnitas til hele ugen. Den bedste måde at genopvarme dem på er at lægge dem på ovnpladen, under grillen.
2. I en lille skål blandes salt, spidskommen, oregano og peber. Fjern overskydende fedt fra kød (vi er interesseret i at beholde noget fedt, så kun de store stykker skal fjernes). Gnid kødet med blandingen af salt og krydderier.
3. Tilsæt bouillon i bunden af en slow cooker. Læg kødet indeni og dæk med appelsinskiverne. Kog det mellem otte og ti timer ved lav temperatur (den foretrukne mulighed) eller seks timer ved høj temperatur.
4. Fjern forsigtigt kødet fra slow cookeren og kassér appelsinskiverne. Med to gafler rives kødet.
5. Fordel eventuelt det strimlede kød på en tallerken eller et bradefad. Tænd for grillen ved lav temperatur og stil ovnristen ca. 10 cm fra varmen. Læg kødfadet under grillen og lad det blive sprødt, så det ikke brænder på.

6. Del i portioner og server med valgfrie ingredienser. Hvis det ønskes, server med salat eller kålblade for at forberede nogle palæolitiske tacos.

8 6. RØRÆG MED GRØNKÅL

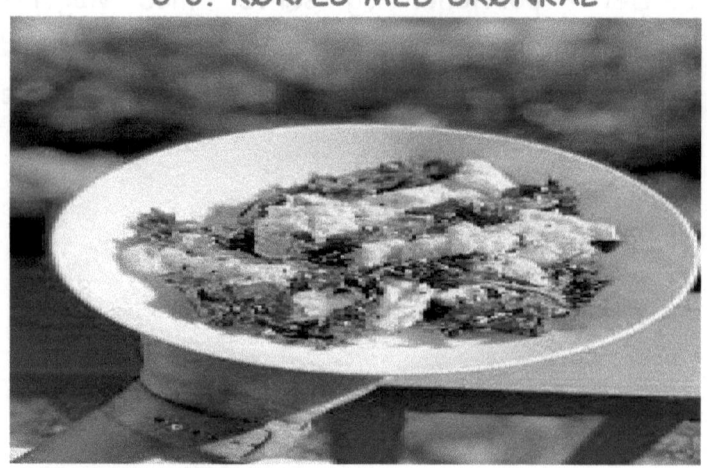

INGREDIENSER

- 2 spsk (30 ml) baconfedt eller avocadoolie
- kop (50 g) hakket rødløg og 40 g hakket rød peber 1 fed hvidløgsfilet
- 1 spiseskefuld (5 g) soltørrede eller bagte tomater (se note) 2 kopper (475 g) carnitas i slowcooker
- 1 tsk (5 ml) kosher salt
- 1 tsk (5 ml) tørret oregano
- ¾ tsk (4 ml) stødt spidskommen Friskkværnet sort peber
- 2 kopper (30 g) hakkede grønkålsblade (½ bundt) ½ citronsaft
- 1/3 kop (30 g) revet cheddarost

FORBEREDELSE

1. Dette er en fantastisk måde at udnytte de resterende carnitas til at tilberede en anden ret. Jeg elsker at spise morgenmad, når jeg ikke har lyst til at spise æg.
2. Varm baconfedtet op i en stor stegepande ved middel varme. Hæld løg og peber. Steg i fem minutter, indtil grøntsagerne begynder at blive bløde. Tilsæt hvidløg og steg et minut mere.
3. Bland tomater og kød. Bland indtil det er varmt.
4. I en lille skål blandes salt, oregano, spidskommen og peber. Tilsæt til gryden og rør godt.
5. Hæld den hakkede grønkål ved (det skal muligvis gøres to gange, alt efter grydens størrelse). Når grønkålen begynder at blive blød, tilsæt citronsaft og rør godt rundt.
6. Drys jævnt med ost, reducer varmen og læg låg på.
7. Kog til osten er smeltet (hvis panden passer til ovnen, kan den lægges under grillen for at brune toppen).
8. Del i to portioner og server.

8 7. FALSK CUBANSK SANDWICH

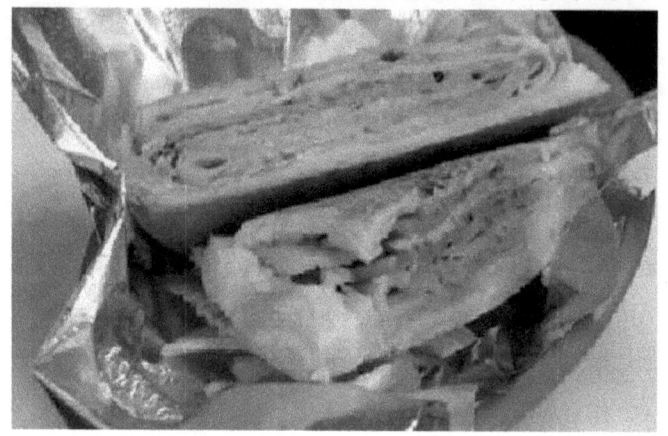

INGREDIENSER

- 1 tsk (5 ml) avocadoolie
- 4 kopper (1 kg) carnitas i slowcooker
- 1 tsk (5 ml) kosher salt
- Friskkværnet sort peber
- ½ limesaft
- 1 kop (250 ml) skivede pickles (normale eller krydrede, ikke søde)
- 6 tynde skiver kogt skinke (af den bedst mulige kvalitet)
- 3 spiseskefulde (45 ml) dijonsennep
- 2 kopper (180 g) revet schweizerost

FORBEREDELSE

1. Endnu en fantastisk idé at drage fordel af rester af carnitas. Denne variant af den traditionelle cubanske sandwich eliminerer brødet og efterlader det bedste: det lækre fyld. Spis den med kniv og gaffel eller pak den ind i kålblade.
2. Stil ovnristen i en afstand mellem 10 og 15 cm fra grillen og tænd den ved minimumstemperaturen. Brug avocadoolie til at smøre ovnpladen lidt eller et grillfærdigt fad. Fordel det strimlede svinekød i et lag på ca. 2 cm. Smag til og drys med limesaft. Placer under grillen og gratinér cirka to minutter, indtil toppen begynder at blive brun.
3. Tag pladen ud af ovnen uden at slukke for grillen. Arranger agurkeskiverne efterfulgt af skinken. Brug bagsiden af en ske eller spatel til forsigtigt at fordele sennepen over skinkeskiverne. Drys osten i et homogent lag ovenpå skinken.
4. Sæt pladen tilbage under grillen i et til to minutter for at brune delen højere. Hold øje med osten, så den smelter og begynder at boble og brune uden at brænde.

8 8. HAKKET KØD AF HULERNE MED SMØRMANDLER

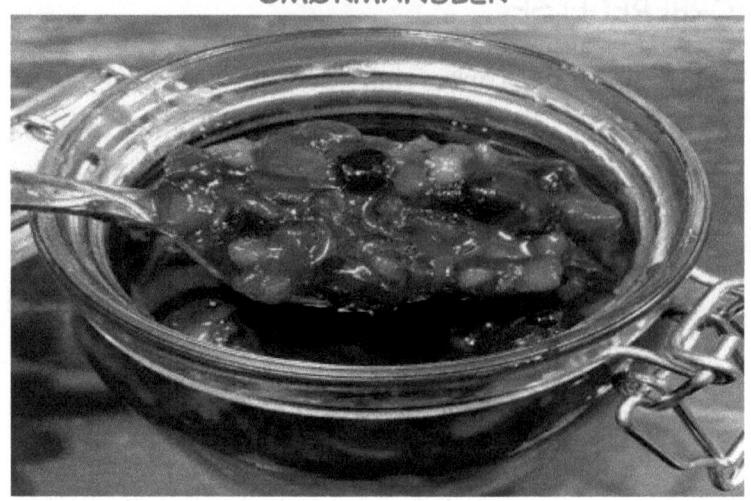

INGREDIENSER

- 700 g hakket oksekød
- 1 tsk (5 ml) Himalaya lyserødt salt
- teskefuld (2 ml) stødt peber
- teskefuld (2 ml) stødt kanel
- kop (120 ml) råt mandelsmør

FORBEREDELSE

1. Med sådan en simpel opskrift er det vigtigste kvaliteten af ingredienserne. Jeg anbefaler wagyu hakket kød, en type japansk ko, der ligner Kobe (hvis du ikke kan finde den i butikker i dit område, kan du bestille den online). Ved første øjekast kan denne opskrift virke lidt mærkelig, men prøv den næste gang, du har brug for at modstå i lang tid. Denne ret vil give dig en masse energi og en følelse af langvarig mæthed, der giver dig mulighed for at tage en seks timers gåtur gennem en regnskov. Hvis det er din tur til at lave mad, gange ingredienserne med fem for at give dine klassekammerater mad.
2. Brun kødet ved middel varme i en mellemstor stegepande i seks til otte minutter, indtil det er gennemstegt. Tilsæt salt, peber og kanel. Rør godt rundt.
3. Tilsæt mandelsmør til spiseskefulde og rør kraftigt. Når det er godt indarbejdet, fjernes det fra varmen. Fordel i fire skåle og server straks.

8 9. LET TUN BRAISERET MED URTE- OG LIMEDRESSING

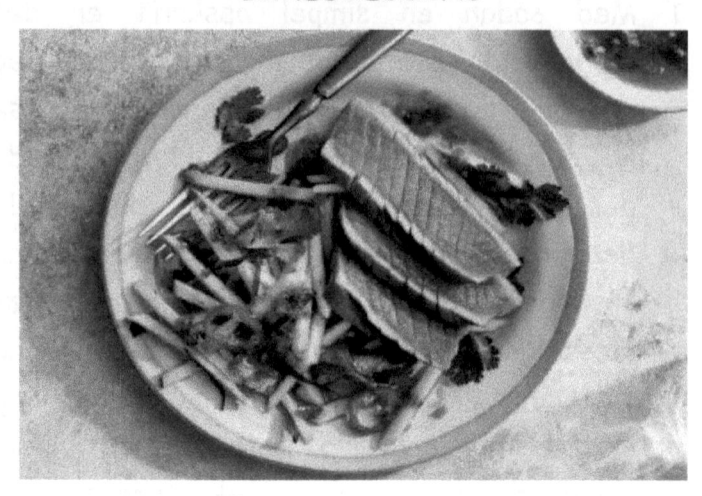

INGREDIENSER
- 170 g lys tunbøf til sushi
- Havsalt
- Friskkværnet sort peber
- 2 spiseskefulde (30 ml) avocadoolie

Urter + Lima Kjole
- 1 kop (150 g) frisk koriander
- 1 kop (150 g) frisk persille
- 1 tsk (5 ml) limeskal
- Saften af 2 små limefrugter (1½ til 2 spsk; 25 ml)
- 2 spiseskefulde (30 ml) tamari (glutenfri sojasovs)
- 1 spsk (15 ml) ristet sesamolie

- 1 fed hvidløg, skåret i tynde skiver eller knust
- Et 2,5 cm stykke frisk ingefær, fint skåret eller revet
- ½ kop (60 til 120 ml) ekstra jomfru olivenolie eller avocadoolie En knivspids rød peber i små stykker (valgfrit)

FORBEREDELSE

1. Det kan virke vanskeligt at tilberede let brændt tun, men det er det ikke. Ønsker du en hurtig og enkel ret, der imponerer dine gæster, er denne ideel. Server tunen med en simpel grøn salat.
2. Skær tunbøffen i to eller tre aflange rektangulære portioner. Peber de to sider af hvert stykke.
3. Kom koriander og persille i en lille køkkenrobot (se bemærkning). Hak krydderurterne. Tilsæt skal og limesaft, tamari, sesamolie, hvidløg og ingefær. Tryk på kontakten flere gange for at blande godt. Rids skålens vægge.
4. Mens robotten kører, tilsæt langsomt olivenolien. Rids væggene igen og tryk på kontakten flere gange. Hvis saucen er for tyk, tilsættes mere olie, indtil den ønskede konsistens er opnået.
5. I en stor stegepande opvarmes avocadoolien over medium-høj varme, indtil den er ret varm. Læg

forsigtigt tunen i olien og bras i et minut på hver side uden at bevæge sig. Tunen vil være lyserød i midten. Hvis du vil gøre mere, bliver du nødt til at forlænge tilberedningstiden en smule.

6. Tag tunen af panden, skær den i ca. 15 mm tykke stykker, tilsæt dressingen og server.

9 0. FYLDTE TOMATER

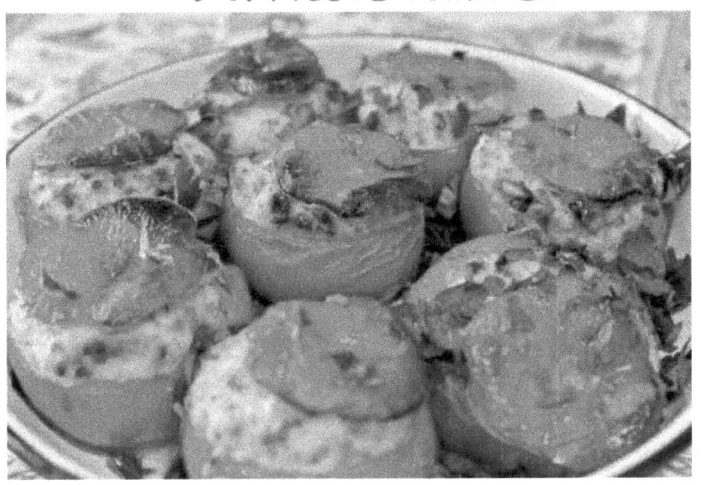

INGREDIENSER

- 6 mellemstore tomater
- 225 g hakket oksekød
- 1 tsk (5 ml) tørret basilikum
- ½ tsk (2 ml) kosher salt
- tsk (1 ml) sort peber 6 mellemstore æg

FORBEREDELSE

1. Denne enkle opskrift er bedre, hvis den er tilberedt med friske tomater fra haven. Hvis du foretrækker det, kan du bruge kalkun eller kylling og endda lam.
2. Forvarm ovnen til 200 ° C. Skær tomaternes stilke med en skarp kniv. Fjern forsigtigt frøene med en ske og kassér dem.
3. Kom tomaterne i en lille gryde, der passer til ovnen eller brug en tallerken til store hulrumsmuffins. Bag fem minutter.
4. Brun kødet i en mellemstor stegepande i cirka femogtyve minutter, indtil det er gennemstegt. Smag til med salt og peber og tilsæt basilikum.
5. Tag tomaterne ud af ovnen og tænd kun for grillen (hvis den kan justeres, ved lav temperatur). Del kødet i seks portioner og læg det i tomaterne med en ske.
6. Pil et æg inde i hver tomat og salt og peber lidt mere.
7. Sæt tomaterne i ovnen i cirka fem minutter, i en afstand af 10 til 15 cm fra grillen, indtil æggehviderne er krøllet og blommerne stadig er flydende.

9 1. DEN BEDSTE STEGT KYLLING

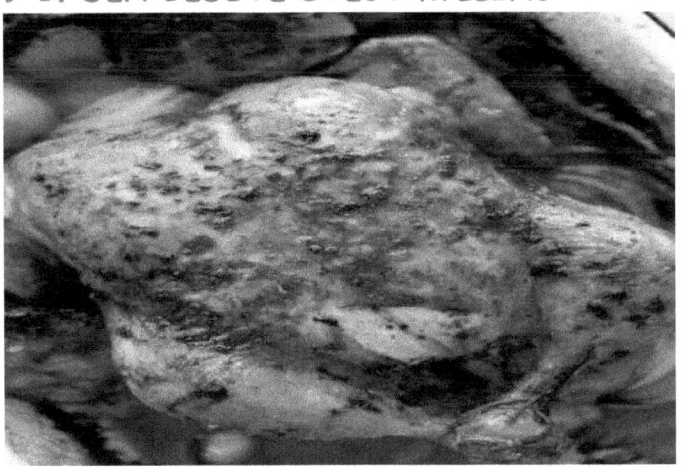

INGREDIENSER
- 4 halve udbenede og skindfri kyllingebryst (ca. 1 kg)
- 3 spiseskefulde (45 ml) kosher salt
- Isterninger
- 2 spiseskefulde (30 ml) avocadoolie
- 2 spsk (30 ml) kyllingekrydderi (sørg for, at det ikke er tilsat sukker)

FORBEREDELSE
1. Denne velsmagende kylling bliver helt sikkert hurtigt en af familiens yndlingsretter. Den er lækker ledsaget af en varieret salat, pakket ind i kålblade med en portion Primal-mayonnaise eller blot serveret med dine yndlingsristede grøntsager. Hemmeligheden er saltlage, som efterlader kyllingen velsmagende og mør.
2. Skær hvert kyllingebryst diagonalt i tre aflange portioner.
3. Bring en kop (240 ml) vand i kog. Bland det kogende vand og salt i en stor metal- eller glasskål. Når saltet er opløst, hældes en liter koldt vand og nogle isterninger. Tilsæt kyllingestykkerne og dæk dem med 2-5 cm koldt vand. Sæt i køleskabet femten minutter.
4. Dræn kyllingen. Hvis du vil undgå at blive salt, så skyl den nu, selvom det ikke er nødvendigt. Bland olien og kyllingekrydderierne i den tomme skål. Læg derefter kyllingen i olien. Lad stå et par minutter.
5. Varm en grill op over medium-høj varme. Når de er varme, læg kyllingestykkerne og læg låg på. Steg i cirka fire minutter, vend rundt

og steg videre i tre eller fire minutter mere, indtil den indre temperatur når 75 °C.
6. Tag kyllingen af grillen og server.

9 2. KYLLINGESPYD

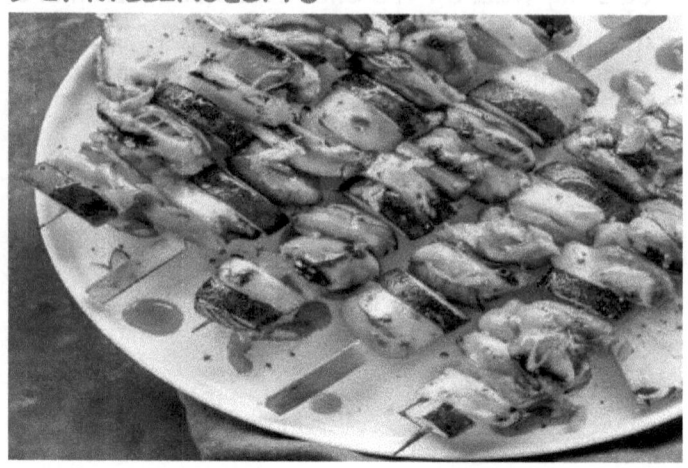

INGREDIENSER

- 1 kg halvt ben- og skindfri kyllingebryst
- 24 små svampe (ca. 225 g)
- 1 stort gult løg
- 2 peberfrugter (den farve du foretrækker)
- kop (60 ml) avocadoolie 1 tsk (5 ml) tørret oregano
- 1 tsk (5 ml) tørret basilikum ½ tsk (2 ml) stødt hvidløg ½ tsk (2 ml) kosher salt
- ½ tsk (2 ml) sort peber
- 8 korte spyd (gennemblødt i vand, hvis de er lavet af træ eller bambus)

FORBEREDELSE

1. Spyd er min yndlingsret, når folk kommer hjem for at nyde en uformel sommergrill. Du kan forberede dem på forhånd, eller endda lade gæsterne forberede dem. Da de steger på et øjeblik, behøver du ikke tage dig af grillen, mens dine gæster har det sjovt.
2. Skær hvert kyllingebryst i otte eller ti stykker af samme størrelse og kom dem i en glasskål. Vask svampene og fjern deres fødder. Skær løg og peberfrugt i store stykker. Kom alt i en anden skål.
3. Bland olie og krydderier. Hæld halvdelen af blandingen i hver skål og rør godt rundt. Sæt de to skåle i køleskabet og mariner i tyve minutter.
4. Monter spyddene skiftevis kylling og grøntsager på spyd. Forvarm strygejernet til medium-høj temperatur.
5. Sæt spyddene på grillen (eller under grillen) i cirka tre minutter på hver side, og vend dem, så de bruner godt overalt, ca.
6. Ti eller tolv minutter i alt. Tjek kyllingen med et øjeblikkeligt termometer for at sikre, at den er gennemstegt (den indre temperatur skal være 75 ° C).

7. Flyt spyddene til en kilde og server.

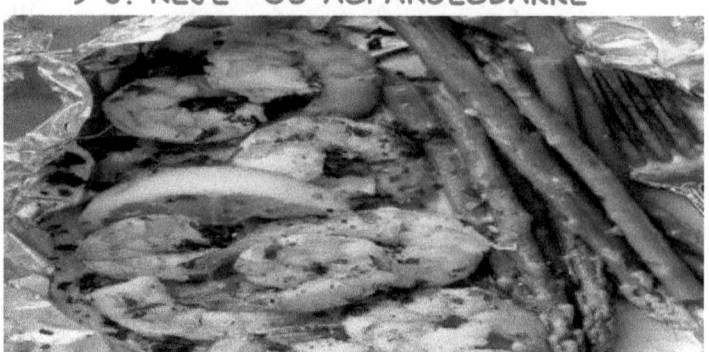

9 3. REJE- OG ASPARGESBAKKE

INGREDIENSER

- 2 spiseskefulde (30 ml) avocadoolie
- 3 fed hvidløg i skiver
- 4 spiseskefulde (60 g) smør
- 1 bundt asparges (450 g)
- 2 teskefulde (10 ml) kosher salt
- 1 tsk (5 ml) friskkværnet sort peber
- 680 g pillede rejer
- ½ tsk (1-2 ml) hakket rød peber (valgfrit) 1 mellemstor citron skåret i halve
- 1 kop (90 g) revet parmesanost
- 2 spsk (30 ml) hakket frisk persille (valgfrit)

FORBEREDELSE

1. Jeg bryder mig slet ikke om at vaske gryderetter, så min ting er at lave mad i en enkelt beholder. Derudover laves denne simple ret på mindre end tyve minutter. Du vil elske det!
2. Forvarm ovnen til 200 ° C. I en lille stegepande opvarmes avocadoolien over medium varme. Svits hvidløgene, indtil de slipper deres aroma og uden at blive brune, cirka tre minutter. Tilsæt smørret og kog indtil det begynder at boble. Fjern fra ilden.
3. Fjern de hårde ender af aspargesene og sæt spidserne på ovnpladen. Hæld to spiseskefulde (30 ml) af smørret med hvidløg over og vend dem et par omgange for at dække dem godt. Fordel dem i et enkelt lag og drys dem med halvdelen af salt og peber. Sæt dem i ovnen i fem minutter, til de er møre og let ristede.
4. Læg aspargesene i den ene halvdel af tallerkenen. Læg rejerne i den anden halvdel. Hæld resten af smørret over med hvidløg og giv dem nogle omgange for at dække dem godt. Fordel dem i et enkelt lag og drys dem med resten af salt og peber. Tilsæt den røde peber, hvis den bruges. Pres citronen over rejerne og skær den i kvarte. Læg rummene mellem rejerne.
5. Drys kun parmesanosten på aspargesene og sæt pladen i ovnen i fem-otte minutter, indtil rejerne er uigennemsigtige. Hæld persillen over rejerne, hvis den bruges, og server med det samme.

9 4. PØLSER MED GRØNKÅL

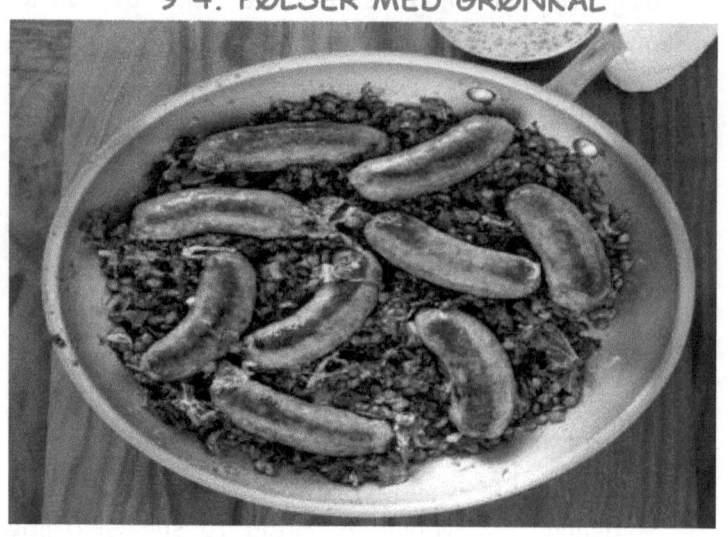

INGREDIENSER
- 1 bundt grønkål af enhver sort
- ½ mellemstor løg i tern
- 1 pakke kyllingepølser
- 2 spsk (30 ml) kokosolie eller avocado
- 2 spiseskefulde (30 ml) smør
- 8 rene og snittede svampe
- 1 tsk (5 ml) kosher salt
- ½ tsk (2 ml) sort peber
- 1 kop (250 ml) hønsebouillon (gerne hjemmelavet)
- ¼ teskefuld (1 ml) hakket rød peber (valgfrit)

FORBEREDELSE

1. Hvis nogen af dine venner eller familiemedlemmer siger, at de ikke kan lide grønkål, så giv dem en smagsprøve på denne ret. Denne opskrift kan tilpasses efter smag, tilføje de ønskede grøntsager og enhver form for pølse. Prøv forskellige kombinationer for at se, hvilken du bedst kan lide. Sørg dog for at vælge pølser, der kun indeholder rene ingredienser, uden tilsat sukkerarter, nitrater og så videre.
2. Med en skarp kniv skærer du de tykke stilke af grønkålen, der er til stede i bladportionerne. Skær dem i stykker af en størrelse, der ligner hakket løg. Skær grønkålsbladene i tynde strimler.
3. Skær pølserne i 2,5 cm stykker. Opvarm en spiseskefuld (15 ml) olie i en stor pande. Læg halvdelen af pølserne i et enkelt lag og steg dem gyldenbrune. Vend dem og steg dem to minutter på den anden side. Fjern dem og gentag operationen med den anden halvdel af pølserne. Fjern dem fra panden.
4. Opvarm den anden spiseskefuld (15 ml) olie ved middel varme på panden. Tilsæt løg og skær grønkålsstilke og steg grøntsagerne i cirka fem minutter, til de begynder at blive bløde. Skub grøntsagerne til kanten af gryden og smelt smørret i midten. Tilsæt svampene og svits dem i et par minutter. Tilsæt salt og peber. Rør godt rundt.

5. Tilsæt grønkålsbladene og bland det hele. Steg i tre til fem minutter, indtil bladene er bløde. Kom pølserne tilbage i gryden sammen med bouillon og hakket rød peber, hvis det bruges. Hæv ilden lidt. Når væsken begynder at koge, sænk varmen og vent til næsten alt er fordampet. Prøv at tilsætte salt om nødvendigt. Server med det samme.

9 5. BAGT LAKS MED DILDAIOLI

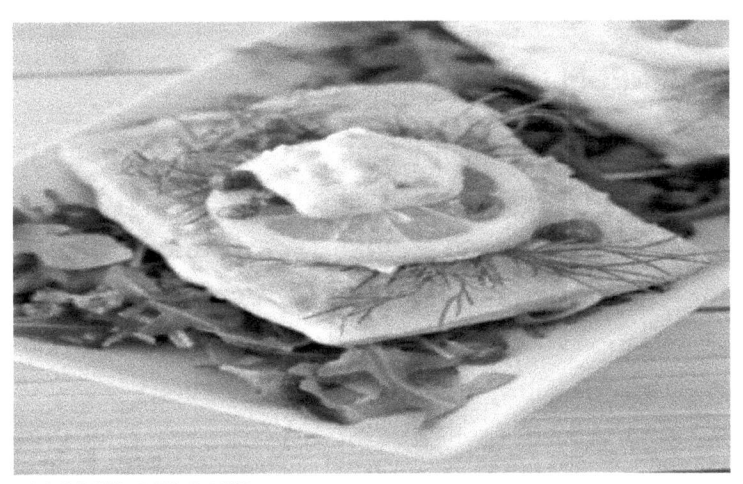

INGREDIENSER

- 4 laksefileter med skind, ca. 170 g hver
- spiseskefuld (7,5 ml) avocadoolie Skal af ½ stor citron
- Kosher salt
- Friskkværnet sort peber

Alioli at droppe

- ½ kop (120 ml) Primal Kitchen mayonnaise eller anden mayonnaise egnet til den palæolitiske kost
- 2 små snittede fed hvidløg
- 2 teskefulde (15 ml) friskpresset citronsaft
- 1 spsk (15 ml) hakket frisk dild
- teskefuld (1 ml) kosher salt

- teskefuld (1 ml) friskkværnet sort peberskal af ½ stor citron

FORBEREDELSE

1. Denne laksefilet bagt ved lav temperatur smelter i munden. Tilberedt sådan er laksen ret lyserød, så bliv ikke forskrækket, når du tager den ud af ovnen, og den ser stadig rå ud. Tværtimod vil det være den bedst lavede fisk, du nogensinde har spist!
2. Forvarm ovnen til 135 ° C. Læg laksefileterne i en jerngryde eller et bradefad. Bland olien med halvdelen af citronskal og mal toppen af fisken. Salt og peber Bag laksen mellem seksten og atten minutter, til den kan deles i små stykker med en gaffel.
3. Mens laksen er i ovnen blandes mayonnaisen med hvidløg, skal og citronsaft, dild, salt og peber.
4. Server laksen ledsaget af aioli.

9 6. KALKUN OG KÅLRULLER

INGREDIENSER

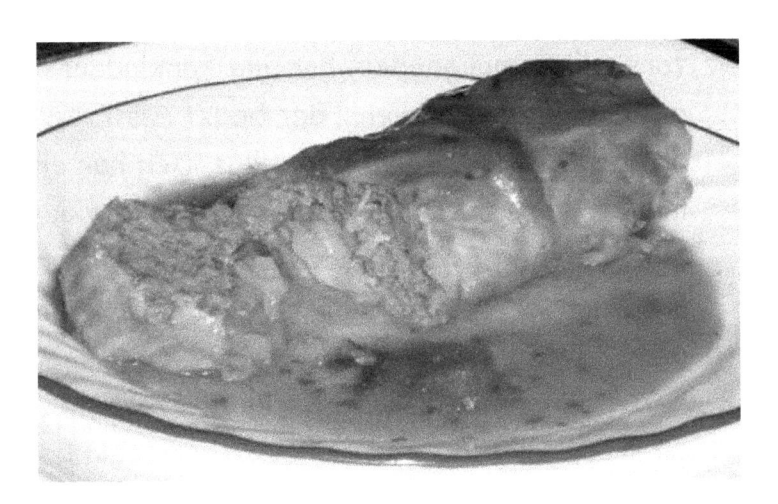

- 2 kålblade, jo større jo bedre
- 4 skiver kalkunbryst af god kvalitet (ingen tilsat sukker eller nitritter eller andre skadelige ingredienser)
- 4 skiver bacon gik gennem gryden
- 2 skiver schweizerost skåret i halve
- ½ kop (120 ml) palæolitisk coleslaw

FORBEREDELSE

1. Efter at have eksperimenteret med forskellige muligheder, har jeg konkluderet, at kål er den ingrediens, der bedst erstatter fladbrød og mexicanske tortillas. Den har en meget mild smag, og dens store og tykke blade holder meget godt på fyldet. Denne sandwich er lidt kompliceret at spise, men den er fantastisk.
2. Fjern den tykke centrale stilk af kålen med en skarp kniv (du skal muligvis skære bladet lidt, så det bliver i form af et hjerte).
3. I midten af hvert blad lægges to skiver kalkun, to skiver bacon og to halve skiver ost, så der er en margen på kanterne. Med en ske, læg ¼ kop (60 ml) coleslaw på hvert blad nær toppen (væk fra enden af stilken).
4. Start på toppen, pak coleslawen ind med spidsen af bladet og rul sandwichen sammen. Stik kanterne som en burrito. Luk rullerne med hver to spisepinde og halver dem til servering.

9 7. SPRØD TUNSALAT

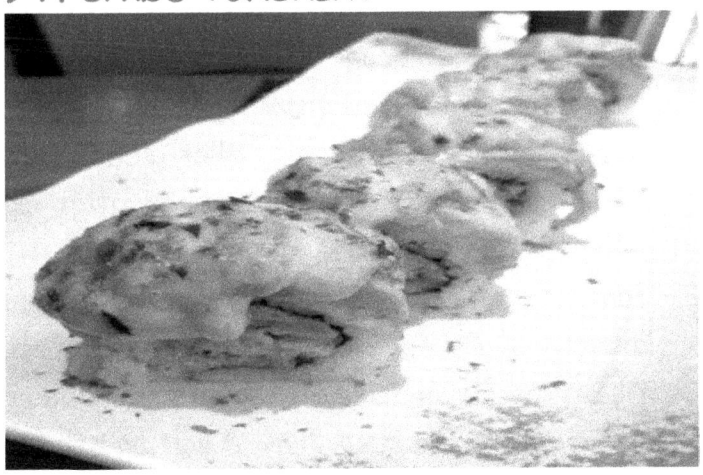

INGREDIENSER

- 2 tundåser á 140 g hver (må ikke drænes)
- ½ kop (120 ml) Primal Kitchen mayonnaise eller anden mayonnaise egnet til den palæolitiske kost
- 2 spiseskefulde (30 ml) drænede kapers
- 1 selleristilk i tern
- 1 lille gulerod i tern
- 4 radiser i tern
- Salt og peber efter smag
- kop (60 g) fileterede mandler 2 spsk (15 g) solsikkekerner

FORBEREDELSE

1. En anden idé at bruge kålblade. Du kan også nyde denne salat med grøntsager, med skiver af radise, med agurkechips eller alene. Sørg for at vælge tun fanget bæredygtigt og pakket i vand eller olivenolie.
2. Tøm tunen i en skål sammen med konservesvæsken. Smuldr det med en gaffel. Tilsæt mayonnaise, kapers, selleri, gulerødder og radiser. Prøv at salt og peber.
3. Hak mandlerne med en kokkekniv. Lige inden servering tilsættes dem i tunsalaten og det hele drysses med solsikkekerner.

9 8 . Kylling fyldt med Nopales

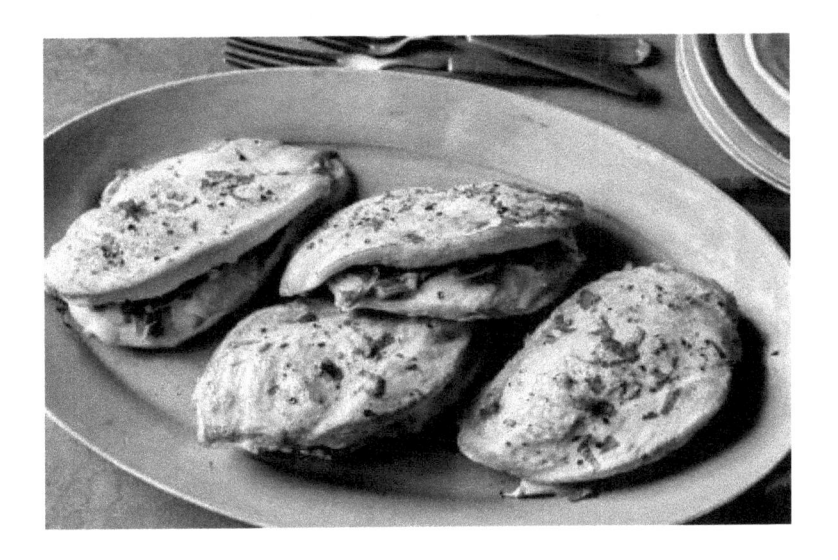

INGREDIENSER

- 1 spsk olie
- 1/2 dl hvidløg, fileteret
- 1 kop nopal, skåret i strimler og kogt
- nok salt
- nok af oregano
- nok af peber
- 4 kyllingebryst, fladtrykte
- 1 kop Oaxaca ost, revet
- 1 spsk olie, til sauce
- 3 fed hvidløg, hakket, til sauce
- 1 hvidløg, skåret i ottendedele, til sauce
- 6 tomater, skåret i kvarte, til sauce582

- 1/4 kopper frisk koriander, frisk, til sauce
- 4 guajillo chili, til saucen
- 1 spsk allehånde, til sauce
- 1 kop hønsebouillon, til sauce
- 1 knivspids salt, til sauce

FORBEREDELSE

6. Til fyldet opvarmes en pande over middel varme med olien, koges løget med nopales, indtil de holder op med at frigive savlen, smages til med salt, peber og oregano. Reservation.
7. Læg kyllingebrystene fyldt med nopales og Oaxaca-ost på et bræt, rul sammen, krydr med salt, peber og lidt oregano. Fastgør om nødvendigt med en tandstik.
8. Varm en grill op ved høj varme og kog kyllingerullerne til de er gennemstegte. Skær rullerne og opret varm.
9. Til saucen opvarmes en pande ved middel varme med olien, koges hvidløget med løget til du får en gylden farve, tilsæt tomat, koriander, guajillo chili, allehånde, korianderfrø. Kog i 10 minutter, fyld med

hønsebouillon, smag til med salt, og fortsæt med at koge i 10 minutter mere. Køl lidt af.
10. Blend saucen, indtil du får en homogen blanding. Anret på en tallerken som spejl, læg kyllingen ovenpå og nyd.

99. Mini Kødkaffe med Bacon

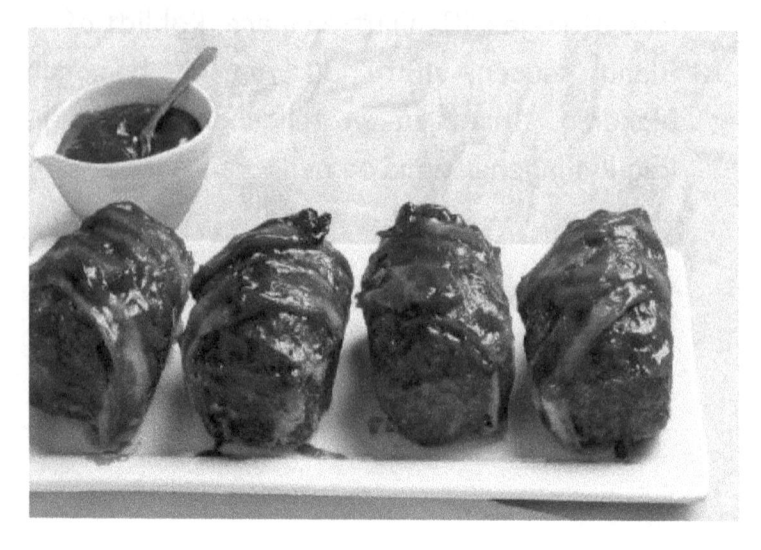

INGREDIENSER

- 1 kilo hakket oksekød
- 1/2 kop hakket brød
- 1 æg
- 1 kop løg, finthakket
- 2 spsk hvidløg, finthakket
- 4 spsk ketchup
- 1 spsk sennep
- 2 tsk persille, finthakket
- nok salt
- nok af peber
- 12 skiver bacon
- nok af ketchup sauce, til at lakere
- nok af persille, til at pynte

FORBEREDELSE

6. Forvarm ovnen til 180°C.
7. I en skål blandes hakkebøffen med rasp, ægget, løget, hvidløget, ketchuppen, sennep, persillen, saltet og peberen.
8. Tag cirka 150 g af kødblandingen og form den til en rund form ved hjælp af dine hænder. Pak med bacon og læg på en smurt bageplade eller vokspapir. Pensl toppen af cupcakes og bacon med ketchup.
9. Bag i 15 minutter eller indtil kødet er stegt og baconen er gyldenbrun.
10. Server med persille, ledsaget af salat og pasta.

10 0 . Kyllingetråd med ost

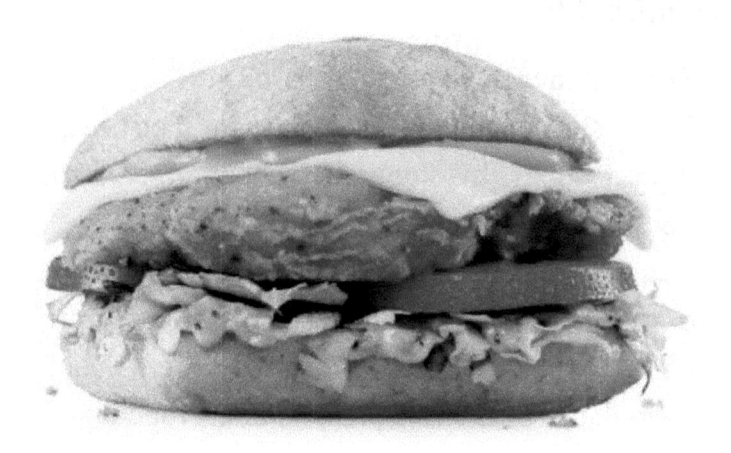

INGREDIENSER

- 1/2 dl chorizo, smuldret
- 1/2 dl bacon, hakket
- 2 spsk hvidløg, finthakket
- 1 rødløg, skåret i stykker
- 2 kyllingebryst, uden skind, uden ben, i tern
- 1 kop champignon, fileteret
- 1 gul peberfrugt, skåret i stykker
- 1 rød peberfrugt, skåret i stykker
- 1 peberfrugt, appelsin skåret i stykker
- 1 græskar, skåret i halvmåner
- 1 knivspids salt og peber
- 1 kop Manchego ost, revet
- at smage af majstortillas, til at ledsage
- at smage af sauce, til at ledsage

- at smage af citron, til at ledsage

FORBEREDELSE

4. Varm en stegepande op over middel varme og steg chorizo og bacon, indtil de er gyldenbrune. Tilsæt hvidløg og løg og steg indtil gennemsigtigt. Tilsæt kyllingen, krydr med salt og peber og steg til den er gyldenbrun.
5. Når kyllingen er tilberedt, tilsættes grøntsagerne én ad gangen, kog i et par minutter, før den næste tilføjes. Til sidst tilsættes osten og koges i yderligere 5 minutter, så den smelter, ret krydderierne.
6. Servér tråden meget varm ledsaget af majstortillas, salsa og citron.

KONKLUSION

Fedtfattige diæter betragtes som en populær metode til vægttab.

Imidlertid er low-carb diæter forbundet med større kortsigtet vægttab sammen med øget fedttab, reduceret sult og bedre blodsukkerkontrol.

Mens der er behov for flere undersøgelser af de langsigtede virkninger af hver diæt, viser undersøgelser, at lavkulhydratdiæter kan være lige så effektive til vægttab som fedtfattige diæter - og kan tilbyde flere yderligere fordele ved vægttab. sundhed.

Uanset om du vælger en diæt med lavt kulhydratindhold eller lavt fedtindhold, skal du huske på, at opretholdelse af et langsigtet spisemønster er en af de mest kritiske faktorer for succes i både vægttab og generelt helbred.